医師と患者、ふたつの視点で考えるアトピー性皮膚炎

九州大学医学部皮膚科教授　古江増隆
認定ＮＰＯ法人日本アレルギー友の会

はじめに

―医師の視点―

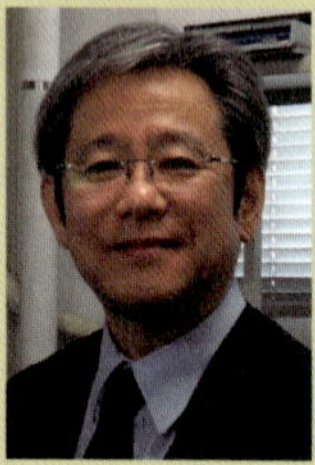

九州大学医学部皮膚科教授
古江増隆

厚生労働科学研究「アトピー性皮膚炎の既存治療法の適応と有効性の再評価に関する研究」（1999-2001年度）の一環として2001年に、アトピー性皮膚炎の標準治療の普及を目的として、私は「アトピー性皮膚炎についていっしょに考えましょう」というサイトを立ち上げました。その後、厚生労働科学研究「アトピー性皮膚炎の既存治療法のＥＢＭによる評価と有用な治療法の普及」（２００２‐２００４年度）による検討結果を加え、２００３年に増補版として追加訂正を行い、厚生労働科学研究「アトピー性皮膚炎の発症・症状の制御および治療法の確立普及に関する研究」（２０１１‐２０１３年度）の成果を踏まえ、２０１３年12月に大幅に改訂しました。本書は、このサイト（http://www.kyudai-derm.org/atopy/）を活字にしたものです。

１９８０年台のイギリスやアメリカで最初は喘息患者で報告されたいわゆる「ステロイド忌避」は、あっという間に世界的に蔓延しました。悩み深いかゆみを主症状とするアトピー性皮膚炎では、とくにその風潮は強く世界各国で根強く浸透してしまいました。アトピー性皮膚炎は皮膚の炎症ですので、炎症を抑えるステロイド薬が第一選択薬になるのは、喘息と同様医学的には当然のことであり、世界各国のアトピー性皮膚炎の治療ガイドラインで推奨されています。

にもかかわらず、世界の皮膚科医は、患者さんがステロイド外用薬を塗ってくれないということを認識しながら、治療を行っています。このジレンマを解決するためには、治療の目標を短期的に設定し、外用方法を具体的に患者さんに説明し、設定した治療目標を患者さんと一緒に少しずつクリアしていくという医師と患者の協力関係が欠かせません。この協力関係が、患者さんが抱えるステロイド薬に対する漠然とした不安を取り除く（あるいは許容しうる）唯一の方法だと確信しています。

本書の目的は、その手助けをすることです。そのためには、頭ごなしの医師の立場だけでなく、実際に罹患し苦労されている患者さんからの視点が最も大切になります。

本書を上梓できるのは、共同研究者である理化学研究所の玉利真由美先生、同僚の竹内 聡先生、中原剛士先生のご協力に加え、「患者の視点」から多大なるご尽力をいただいた認定ＮＰＯ法人日本アレルギー友の会の皆様方、そして株式会社かざひの文庫磐﨑文彰氏、イラストレーターの高木雅代氏、原稿校正の中島順子氏、ホームページ作成の岸 純氏、装丁の緒方 徹氏のおかげです。ここに厚く御礼を申し上げます。また、本書によって、多くの患者さんのそれぞれの悩みが少しでも解消されることを、心より祈念いたします。

はじめに

―患者の視点―

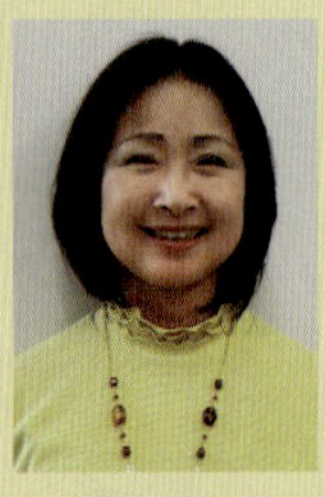

認定NPO法人日本アレルギー友の会
丸山恵理

アトピー性皮膚炎は悪化と軽快を繰り返す慢性疾患です。そのために一生治らないのではないか、もっと悪くなるのではないかという不安を患者は常に持っています。またステロイド外用薬を長期に使うことにより副作用が起こるのではないか、やめられなくなってしまうのではないかという不安を持ちながら治療をしているのが実状です。

このような患者の不安に対して、同じ体験をしてきた患者がピアカウンセリング（仲間同士の相談）をするという「患者による療養相談」を当会では長年にわたり続けてきました。その中でステロイド外用薬での治療を拒否する「脱ステロイド」という考えの人がいて、症状の悪化により仕事ができない、ひきこもりなど社会生活を阻害されている人の家族からの相談が減らないことを憂慮していました。「アトピー性皮膚炎治療ガイドライン」もでき、標準治療が普及して良くなっていく人がたくさんいる中で、当会として何をしていくべきなのかということを考えていました。

そのようなときに当会の顧問である九州大学の古江増隆先生からアトピー性皮膚炎サイトのリニューアルに協力してほしいというお話をいただきました。医師と患者のコラボレーションによるサイトの制作に関わることができるという光栄なことに当会のスタッフは興奮を隠しきれないままに、どのような内容にするか検討を始めました。「患者にとって必要な情報とは何か」「ステロイド外用薬を安心して使えるようになるためにはどうしたらよいか」「アトピー性皮膚炎があっても前向きに生きていくためには」などについてそれぞれの体験や療養相談の事例から熱い議論を重ねました。

アトピー性皮膚炎のつらさは体験した人以外にわかるものではありません。患者だからこそ知っている肉体的・精神的な苦痛や不安を軽減するために、自分のアトピー性皮膚炎をどうとらえ、どう向き合っていったらよいのかということに対してアドバイスしていくことにしました。それは当会のスタッフが治療生活の中で試行錯誤して習得してきた「血の通った術」です。その言葉は他の誰が語るよりも力強いものだと自負しています。だからこそ私たちの言葉が皆様の力になることを願っています。そして本書によりアトピー性皮膚炎があっても自分らしく生きることができ、ささやかでも幸せを感じて毎日を過ごすことができる人が一人でも多くなることを願っています。

最後になりましたが医師と患者のコラボレーションという初めての構想を作っていただいた古江増隆先生、そして本書を発行するまでにご協力をいただいた多くの皆様に深く感謝いたします。

患者の視点で考えるアトピー性皮膚炎——87

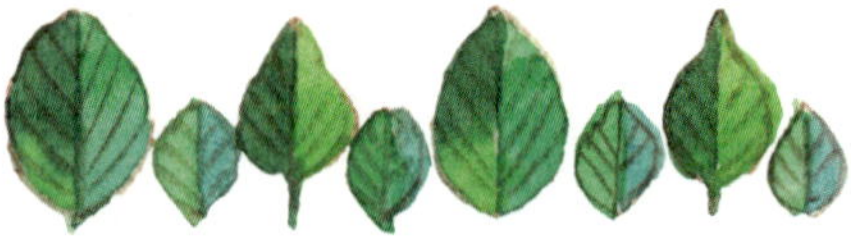

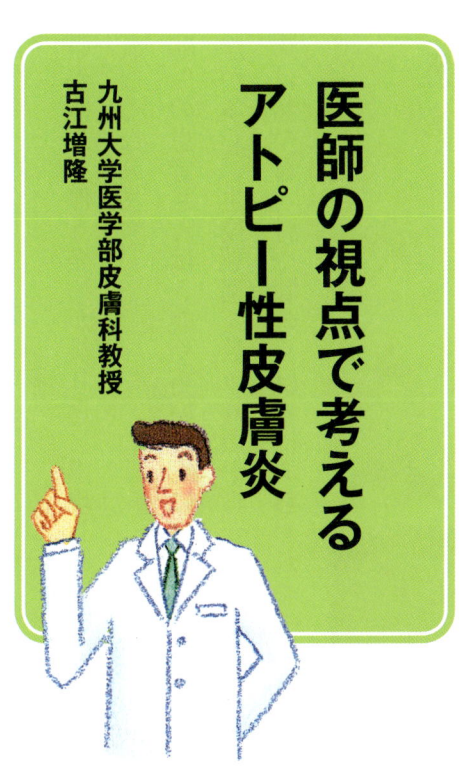

医師の視点で考えるアトピー性皮膚炎

九州大学医学部皮膚科教授
古江増隆

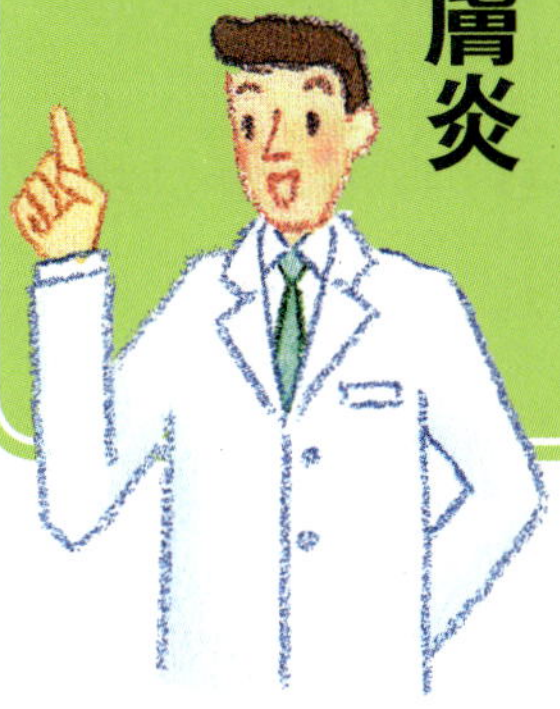

01 アトピー性皮膚炎ってどんな病気？

アトピー性皮膚炎の特徴

●強いかゆみを伴う発疹が繰り返し出現します。発疹が広がると、かゆくて夜も眠れなくなります。

●約80％の患者さんは5歳くらいまでに症状があらわれます。なかでも乳児期の発症が多く、生後数週〜数ヵ月頃から発疹がではじめます。

●発疹は顔や首、肘や膝のくぼみにあらわれやすく、ひどくなると全身に広がります。

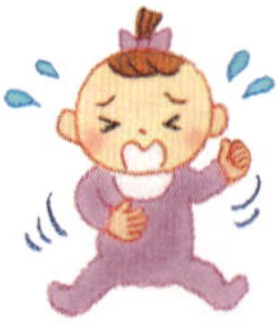

〈乳児期〉

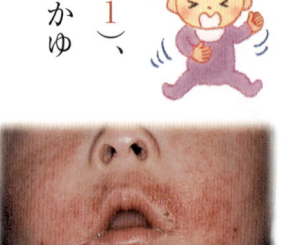

口の周りや頬のただれ（図1）、首や手足のしわの部分の赤みやかゆみが目立ちます（図2）。

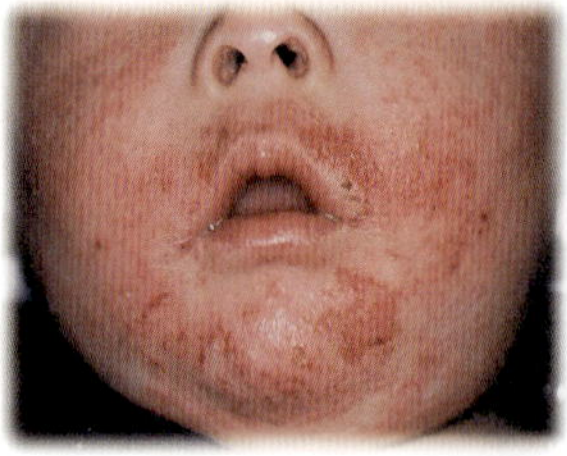

図1

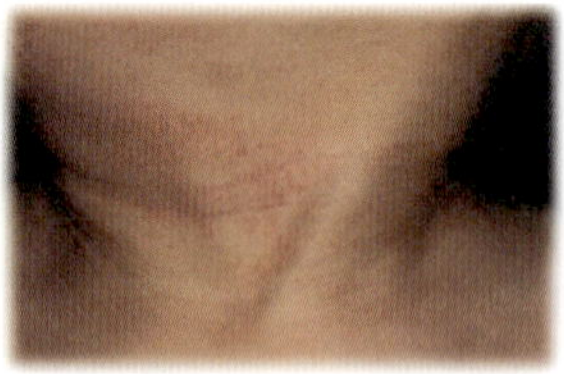

図2

〈幼小児期〉

肌の乾燥が強くなり（図3）、肘や膝のくぼみに発疹がよくみられます（図4、図5）。耳の付け根のくぼみにも湿疹がみられ、しばしばあかぎれのようになります。これは耳切れと呼ばれています（図6）。

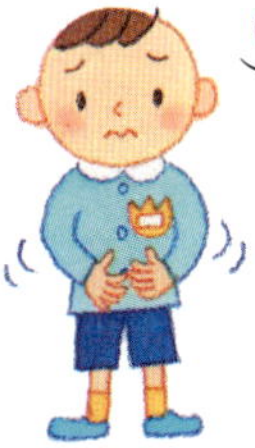

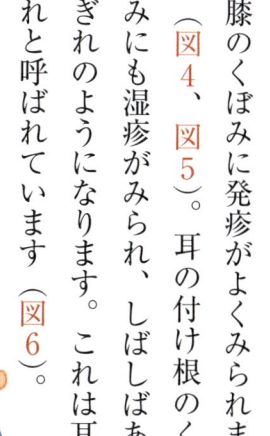

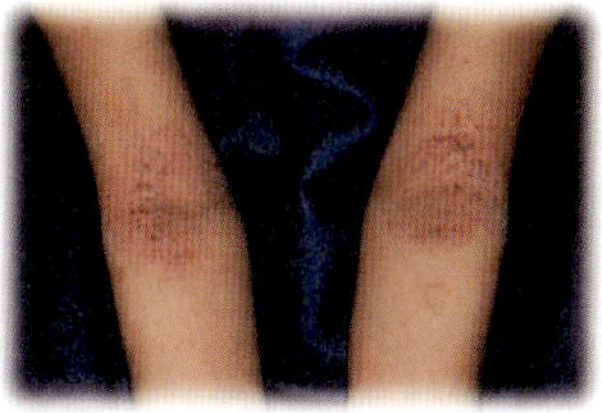

図4

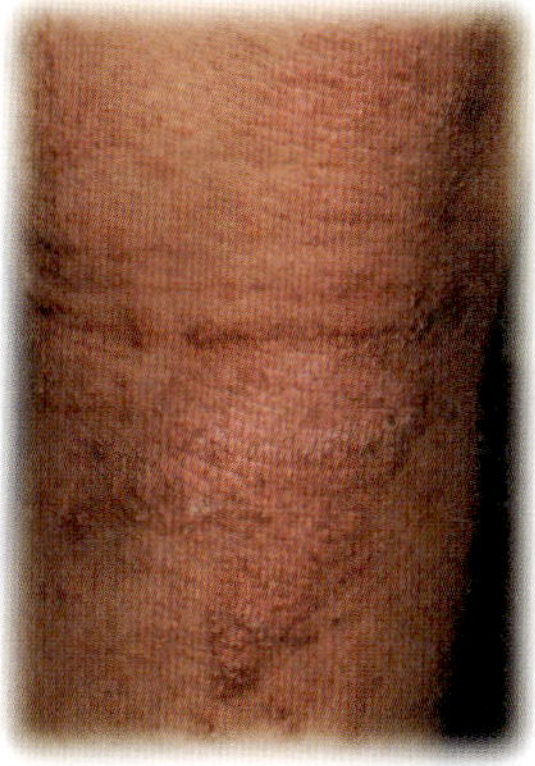

図5

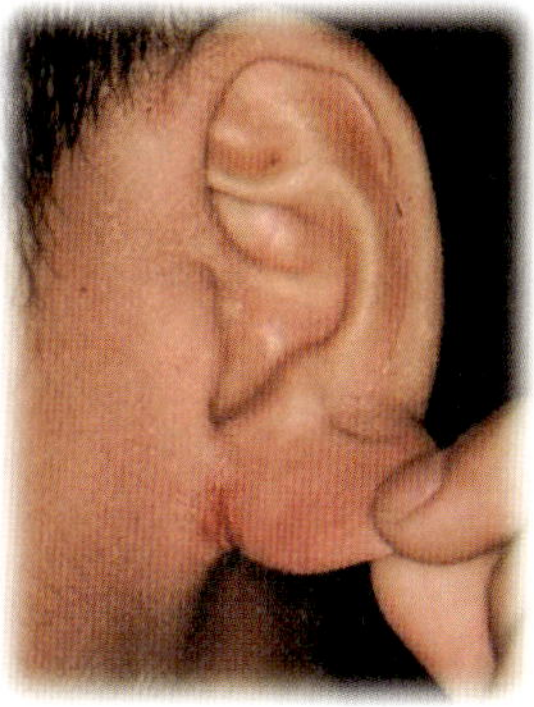

図6

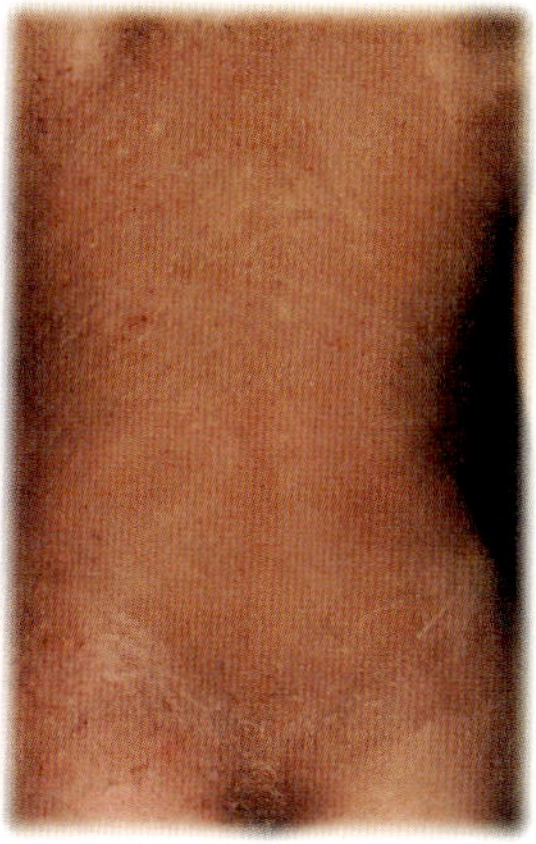

図3

〈思春期・成人期〉

下半身よりも上半身で発疹がよくみられ、顔（図7、図8）、首、前胸部（図9）、上背部に発疹が強く出る傾向があります。

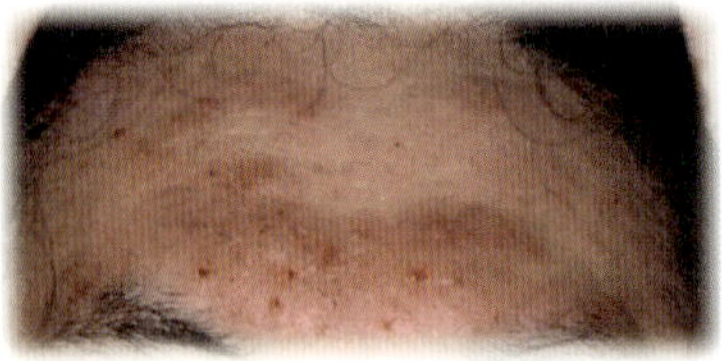
図7

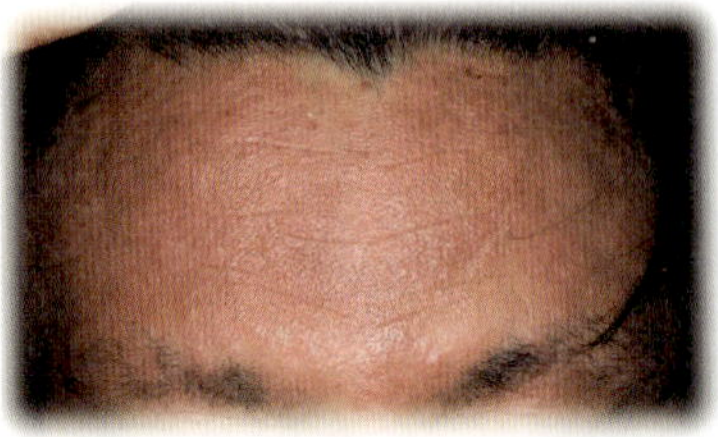
図8

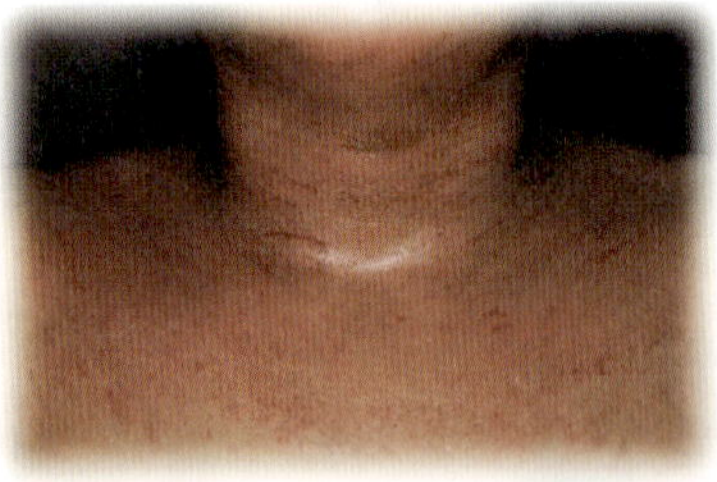
図9

かゆみのために繰り返し引っ掻くので、皮膚がゴワゴワと厚くなります。これは苔癬化《たいせんか》と呼ばれています（図10）。また同じ部位をずっと掻いていると、皮膚が硬く盛り上がった病変になりかゆみが持続するようになります。これは痒疹《ようしん》と呼ばれ、治療に難渋します（図11、図12）。

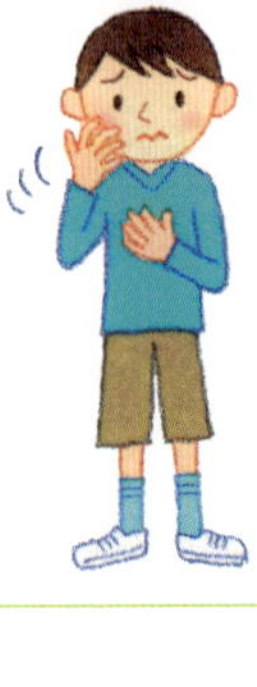

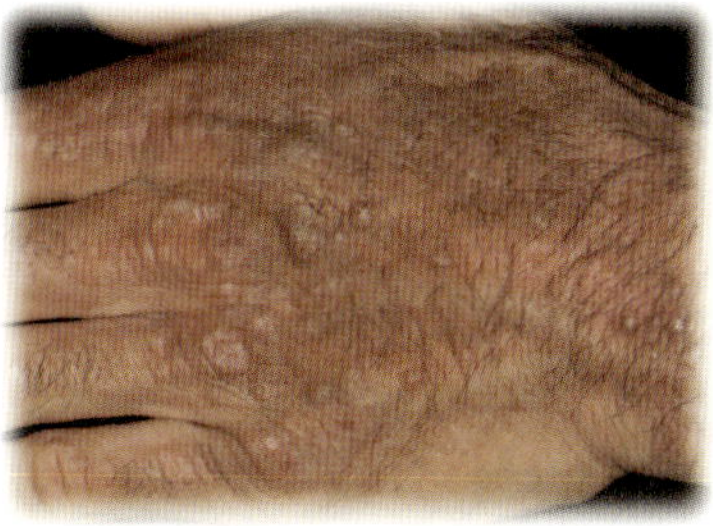

図10

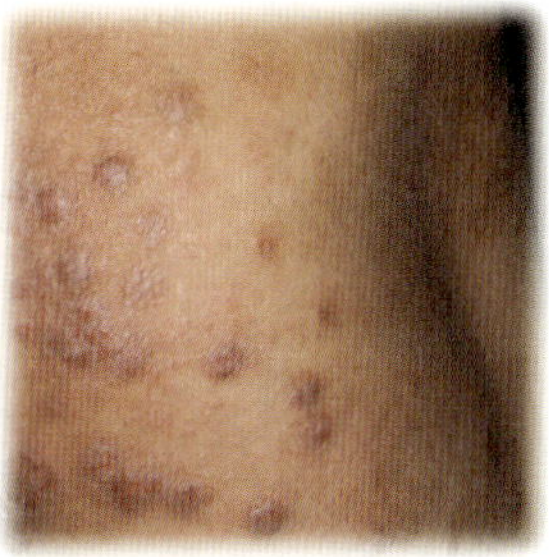

図11

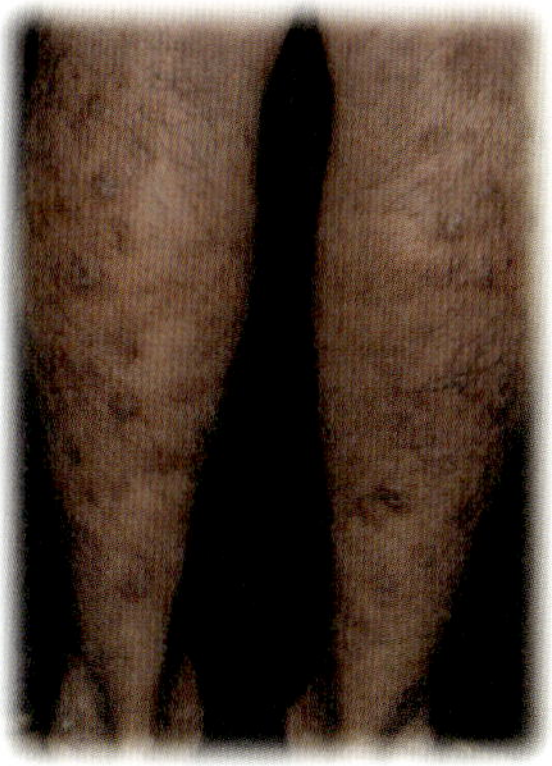

図12

アトピー性皮膚炎は非常に頻度の高い皮膚炎です。

２０００〜２００２年に行われた厚生労働省研究班の検診による全国調査では、４ヵ月児：12.8％、１歳６ヵ月児：9.8％、３歳児：13.2％、小学1年生：11.8％、小学6年生：10.6％、大学1年生：8.2％でした。また西日本小学児童におけるアンケート調査では、１９９２年（４６，７１８人）の有症率は17.3％、２００２年（３６，２２８人）に同一小学校で行った調査での有症率は13.8％でした。

アトピー性皮膚炎の原因

基礎医学者からの一言（理化学研究所　玉利真由美）

アトピー性皮膚炎の原因、あるいは症状を悪化させる要因（増悪要因）として、体質と身の回りの環境（環境要因）が考えられます。遺伝子解析の結果、遺伝的な要因として、皮膚のバリア機能遺伝子や免疫関連遺伝子が関与していることがわかっています。それほど強い遺伝ではありませんが、アトピー性皮膚炎が両親から子供に遺伝する場合は、こうした体質が遺伝するためと考えられます。

症状を悪化させる増悪要因としては、冬場の空気の乾燥、夏場の気温上昇、埃っぽい室内環境、受験・就職・寝不足などによるストレス、不規則な生活、合併する食物アレルギー、合併する花粉症などがあげられます。

《アトピー性皮膚炎と食物アレルギーの関係》

アトピー性皮膚炎と食物アレルギーは、ともにアレルギー疾患の仲間です。両方とも乳児期に発症しやすく、高頻度に合併します。ここで注意しなければならないのは、食物アレルギーがあるからアトピー性皮膚炎になるわけではないということです。アトピー性皮膚炎と食物アレルギーは別々に治療しなければなりません。たとえば、生後数週間でアトピー性皮膚炎が発症した場合はアトピー性皮膚炎の治療をしっかり行いますが、最初からむやみに母乳や人工乳を制限しません。むしろアトピー性皮膚炎をきちんとコントロールすることにより、離乳食が始まったときの食物アレルギーの発症が少なくなることがわかりつつあります。

食物アレルギーでは、離乳食を食べて30分後くらいから顔や全身にみみずばれのようなかゆみと赤みが出現します。日本では卵、牛乳、小麦、大豆による食物アレルギーの頻度が高いといわれています。アトピー性皮膚炎が重症でも、食物アレルギーを合併していないお子さんはたくさんいます。逆に、重症の食物アレルギーでも、アトピー性皮膚炎を合併していないお子さんもたくさんいます。食物アレルギーの確定診断は、症状の問診、食物アレルギーの血液検査・皮膚検査などで行います。

また、喘息、アレルギー性鼻炎、アレルギー性結膜炎など他のアレルギー疾患も、アトピー性皮膚炎に高頻度に合併します。これらも食物アレルギーと同様に確定診断を行い、アトピー性皮膚炎とは別々に治療を行います。

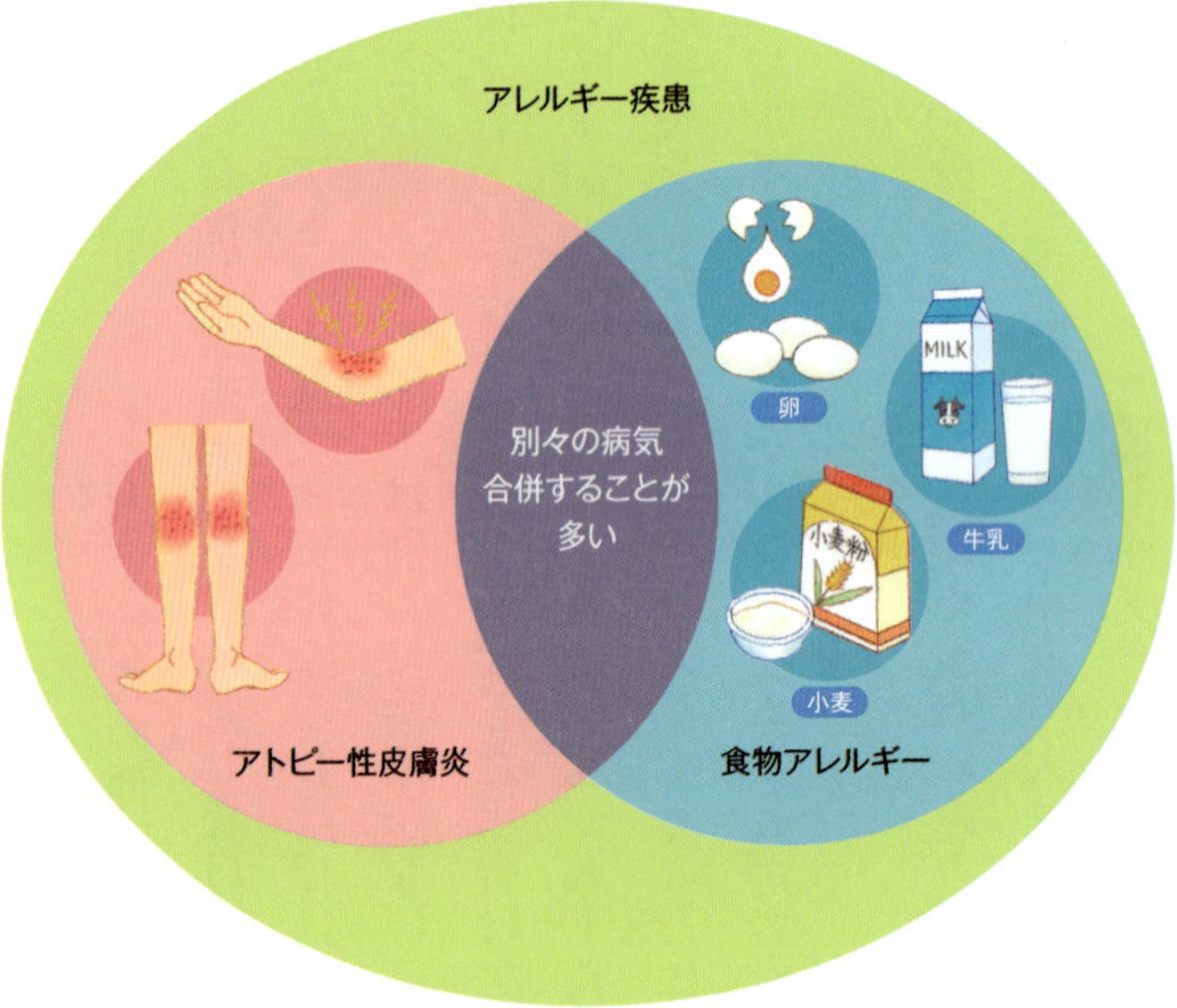

アトピー性皮膚炎の経過

アトピー性皮膚炎の体質は遺伝子で決まっていますが、私たちの体には病気を抑える力が備わっています。病気の体質があっても病気を抑える力がしっかりしているうちは、病気は表面化しません。逆に体調が悪いと病気が徐々に表面化してきます。この微妙なバランスによって、アトピー性皮膚炎の経過はかなりの個人差がみられます。

乳児期に発症して1歳6ヵ月までにほとんど治ってしまう人もいれば、なかなか治らないまま思春期・成人期まで続いてしまう人、いったん治っても思春期・成人期になってから再発し重症化する人、5歳以降に発症したり、思春期・成人期から発症する人もいます（図13）。

図 13　アトピー性皮膚炎の経過図

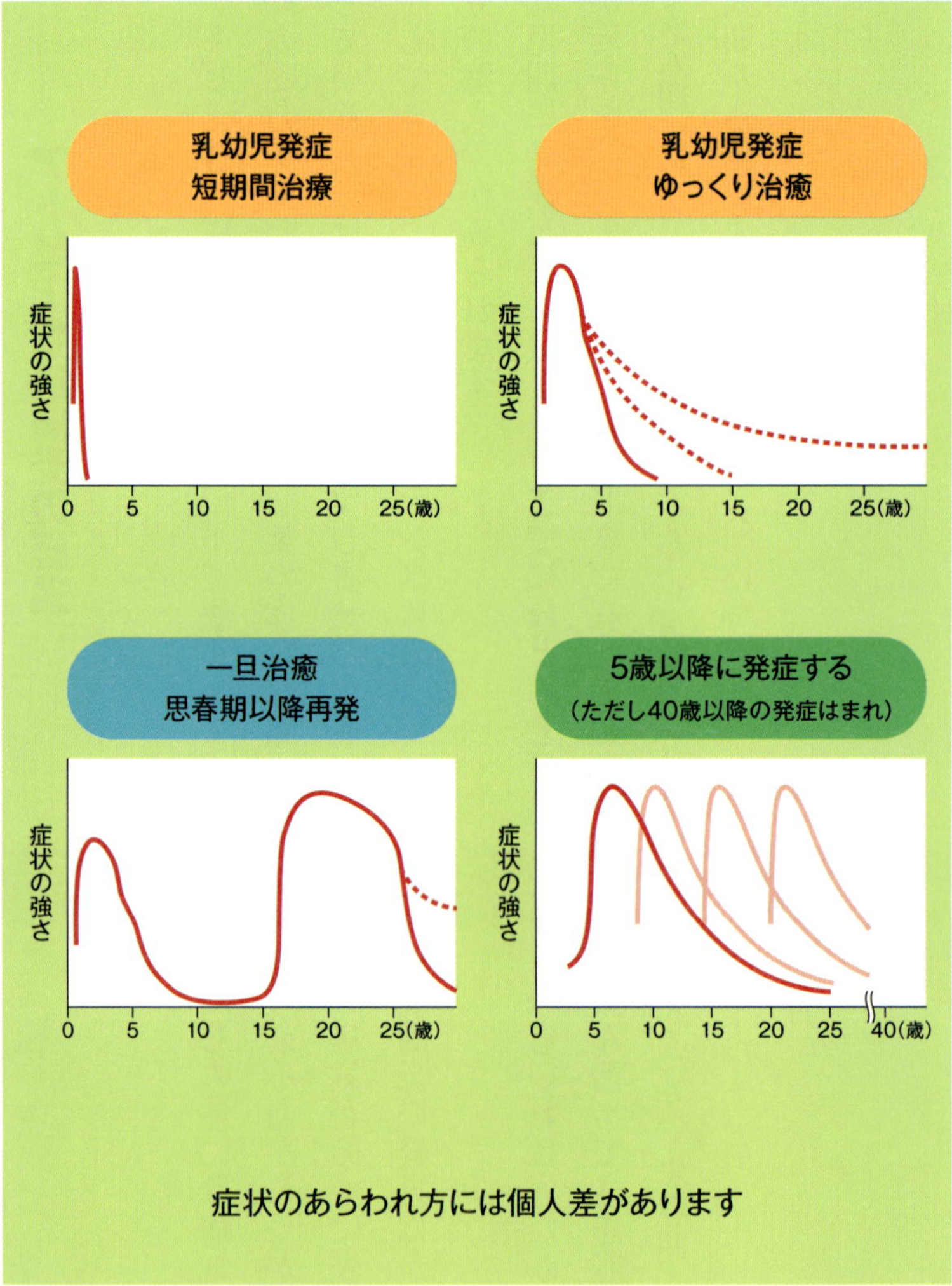

《アトピー性皮膚炎では皮膚バリア機能が低下しています》

アトピー性皮膚炎の肌は皮膚を守る力（皮膚バリア機能）が弱いため、乾燥肌（ドライスキン）になります。乾燥した皮膚は外界の刺激に対してバリア機能が低下し抵抗力が弱いため、細菌感染やウイルス感染を起こしやすくなります。図14のように、正常皮膚では皮膚のバリア機能がしっかりと働いていますので、体外から体内に侵入しようとする化学物質や微生物をブロックしてくれます。また水分が体外に放出されるのも防いでくれています。しかし乾燥し、バリア機能が低下したアトピー性皮膚炎の皮膚では、体外からの刺激物質が容易に侵入しやすいですし、また体内の水分も出ていきやすくなっています。

図 14　皮膚のバリア機能

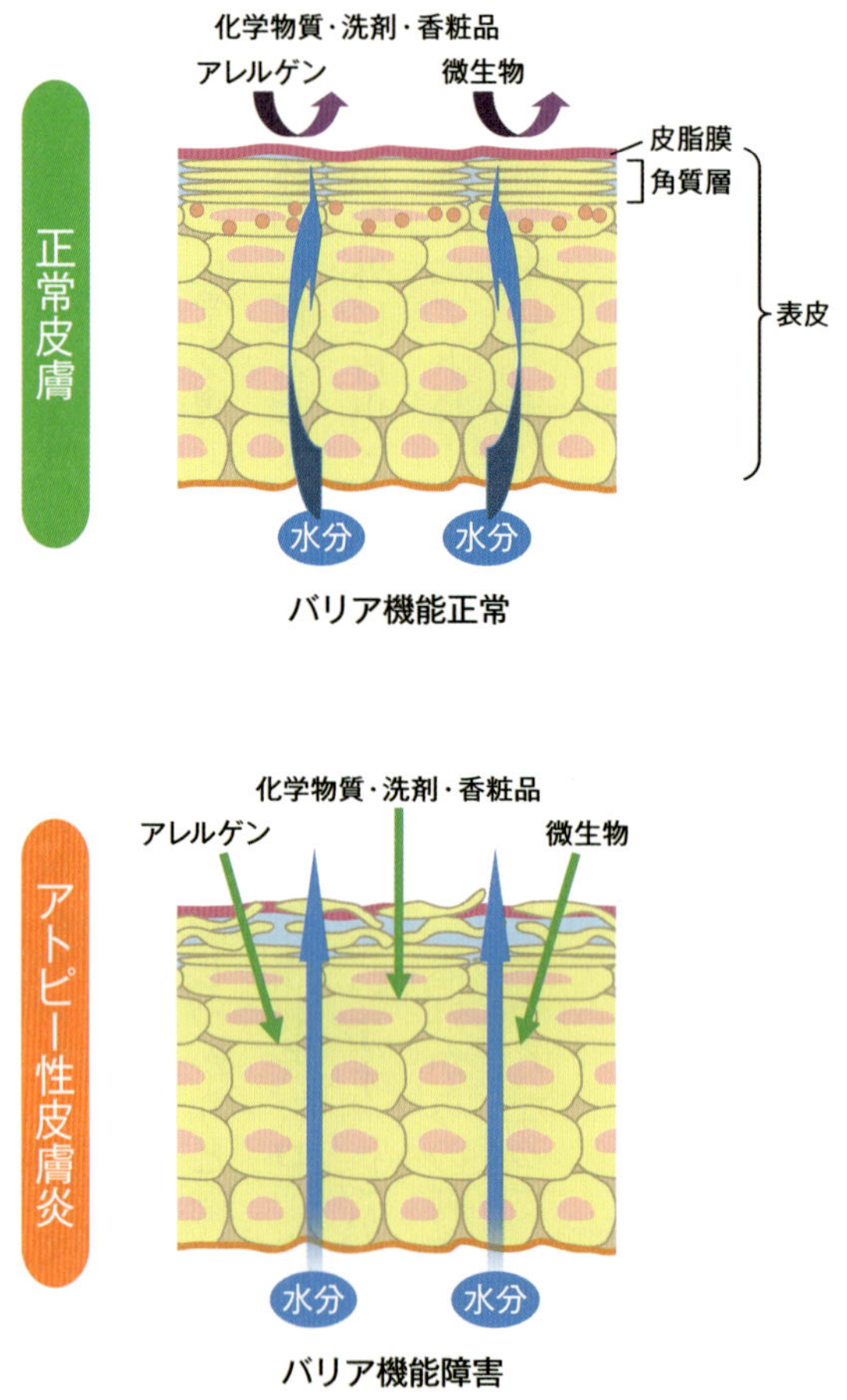

細菌感染では黄色ブドウ球菌や溶血性連鎖球菌の感染、ウイルス感染ではヘルペスウイルスや水いぼウイルスの感染がよくみられます。ヘルペスウイルス感染の典型では、口の周りなどの皮膚に2～5㎜程度の小さな水疱があらわれます。健康な人はほとんどが軽症ですみますが、アトピー性皮膚炎の患者さんでは皮膚バリア機能が弱いため、水疱が顔中に広がったり、体の広い範囲に拡大して重症になることがあり、その症状はカポジ水痘様発疹症《すいとうようほっしんしょう》と呼ばれています（図15、図16）。

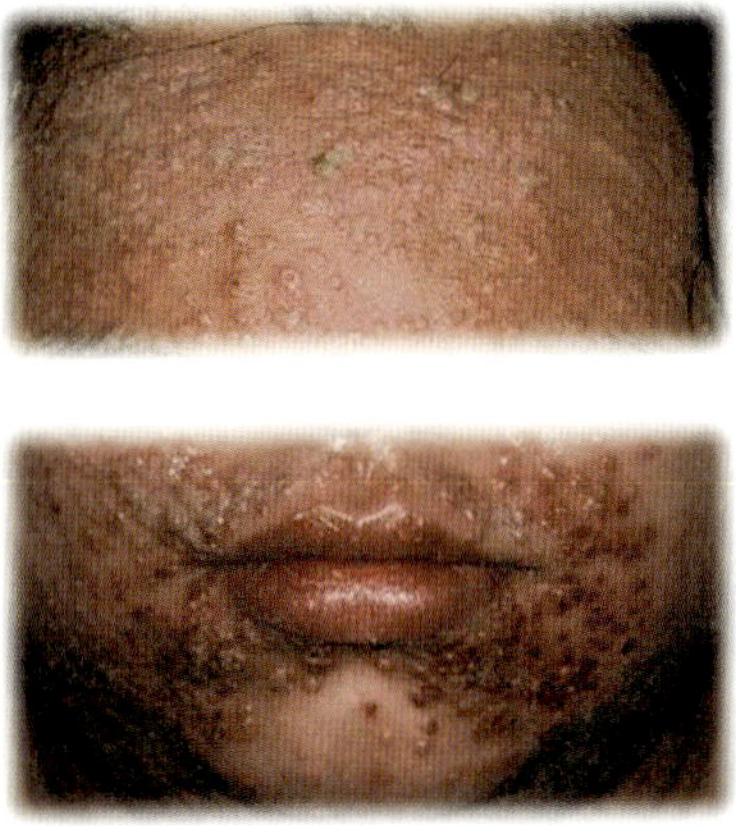

図 15　ヘルペスウィルス感染症

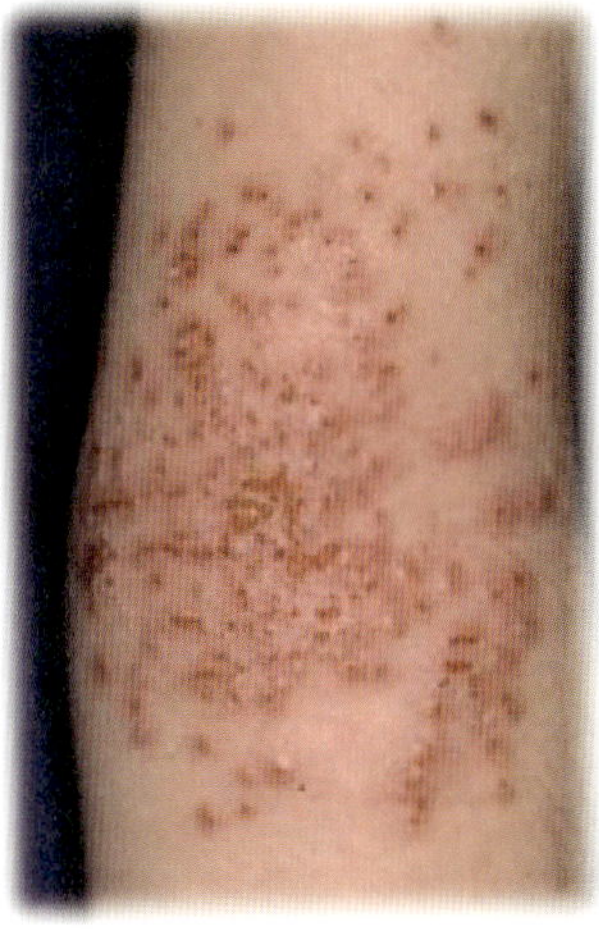

図 16　ヘルペスウィルス感染症

アトピー性皮膚炎の血液検査

血液検査では、TARC（ターク）値、好酸球数値、総IgE抗体値、特異IgE抗体値を測定します。すべて健康保険で検査できます。

＊TARC（ターク）値

アトピー性皮膚炎の重症度をよく反映します。重症の人は3,000pg/mℓを超える場合もあります。治療によって500〜700pg/mℓ以下まで下がると、見た目でもアトピー性皮膚炎とはわからない程度に軽症になった証拠です。TARC値は月に1回、健康保険で測定できます。

自分の病気の状態を数値で理解できるため、治療意欲につながります。

＊好酸球数値

好酸球は白血球の仲間です。一般にアレルギー疾患で高くなることが知られています。TARC値と異なり、アトピー性皮膚炎の重症度の細かな指標にはなりませんが、アレルギー体質があるかどうかの指標になります。医療機関により正常値は若干異なりますが、九州大学では、4％以下を正常値としています。

＊総IgE抗体値

IgE抗体はダニや食物などのアレルゲンに反応する血清成分です。重症になるにつれて、高くなることが知られています。TARC値と異なり、アトピー性皮膚炎の重症度の細かな指標にはなりませんが、アレルギー体質があるかどうかの指標になります。医療機関により正常値は異なりますが、九州大学では、250IU／mℓ以下を正常値としています。

＊特異IgE抗体値

IgE抗体の中で、ダニに特異的に反応するIgE抗体や食物に特異的に反応するIgE抗体などを測定する検査です。食物アレルギーのように、食後30

分くらいでかゆみや赤みが出現するような疾患では、食物特異的IgE抗体値の測定は、疑わしい食物アレルゲンを特定する際に非常に有用です。アトピー性皮膚炎では、ダニ、スギ、小麦、卵白、牛乳、大豆、カンジダ、マラセチアなどの特異IgE抗体値を測定します。通常はダニに対する特異IgE抗体値がピークとなる分布をとります。ダニの値が一番高い場合は普通のアトピー性皮膚炎ですので、経験上ダニアレルゲン対策はほとんど必要ありません。ただし、患者さんにほこり過敏などの訴えがある場合は注意深く対処します。またごくまれに、ダニに対する特異IgE抗体値が低く、他のある特定のアレルゲンに対する特異IgE抗体値がピークになる患者さんがいます。そういう場合は、アレルゲン対策に注意しながら治療を行います。

基礎医学者からの一言（理化学研究所　玉利真由美）

アレルギー疾患は遺伝的な要因と環境要因とが複雑に関与して引き起こされる炎症性疾患と考えられています。この遺伝要因を調べることにより、アトピー性皮膚炎の病態を明らかにして治療や予防に役立てようという研究が世界中で進められています。

ヒトには染色体が46本あり、私たちはお母さんから半分（22本の常染色体とX染色体が卵子に含まれる）、お父さんから半分（22本の常染色体とX またはY染色体が精子に含まれる）の遺伝情報を受け取りこの世に生まれてきます。この遺伝情報は4文字の遺伝暗号＝A,G,C,Tで書かれており、ヒト同士では約99％配列が同じです。しかし一部、遺伝暗号の違う部分が存在することがわかってきました。この違いは遺伝子多型と呼ばれ、その一部は周辺の遺伝子の機能の変化（過ぎたる、及ばざる）をもたらします。それらが病気へのかかりやすさや、治療薬の効果や副作用の出やすさ等に関わると考えられています。アトピー性皮膚炎になりやすい遺伝暗号の違いを見つけると、その近辺にある遺伝子がアトピー性皮膚炎で大切な役割を果たしている可能性があります。この方法はゲノムワイド関連解析と呼ばれ、ヒトの病気の治療や予防の標的となる遺伝子を見つけるのに大きなヒントを与えてくれます。具体的には沢山の患者さんのサンプルを集めて、およそ数10万ヵ所の遺伝暗号について一般集団との違いを調べます。

現在、アトピー性皮膚炎については世界中で研究が進み、ヒトのゲノム（遺伝子）上に19ヵ所の発症に関わる遺伝領域が同定され、病態の理解に役立っています。それらの領域には寄生虫や虫さされに対する免疫応答に働く遺伝子、免疫反応を制御する働きのある遺伝子、表皮バリアとして働く遺伝子などが多数含まれていました。アトピー性皮膚炎は、個人個人で症状が多様です。この19ヵ所の遺伝要因のほとんどを持っている患者さんもいますし、2～3ヵ所のみを持つ患者さんもいらっしゃいます。その組み合わせは無数にあり、これらの遺伝要因の組み合わせが多彩な症状（重症化の程度、ヘルペスウイルスや黄色ブドウ球菌への感染頻度、皮膚の乾燥の強さ、かゆみの強さなど）に影響する可能性が考えられています。このことは万人に共通な画一的な治療は難しく、それぞれに合った治療法や環境の整備が必要であることを示唆しています。しかし、同定されたアトピー性皮膚炎の候補遺伝子の多くは環境応答遺伝子で、感染や表皮バリアの破壊、乾燥などの環境下で働く遺伝子です。たとえ遺伝要因を多く持っていても環境要因を整えれば、発症のリスクを抑えられる可能性は大いにあります。

またゲノムワイド関連解析が治療薬を見つけるきっかけとなる

こともあります。アトピー性皮膚炎の関連領域（第4染色体長腕4q27）には免疫の活性化に関わるIL2という遺伝子が含まれていました。現在、アトピー性皮膚炎治療に使用されているタクロリムス軟膏はこのIL-2タンパク質の働きを抑えます。これまで同定された他の遺伝領域にも、このようなアトピー性皮膚炎の治療に役立つ標的遺伝子が含まれていないか、今後の研究が期待されます。

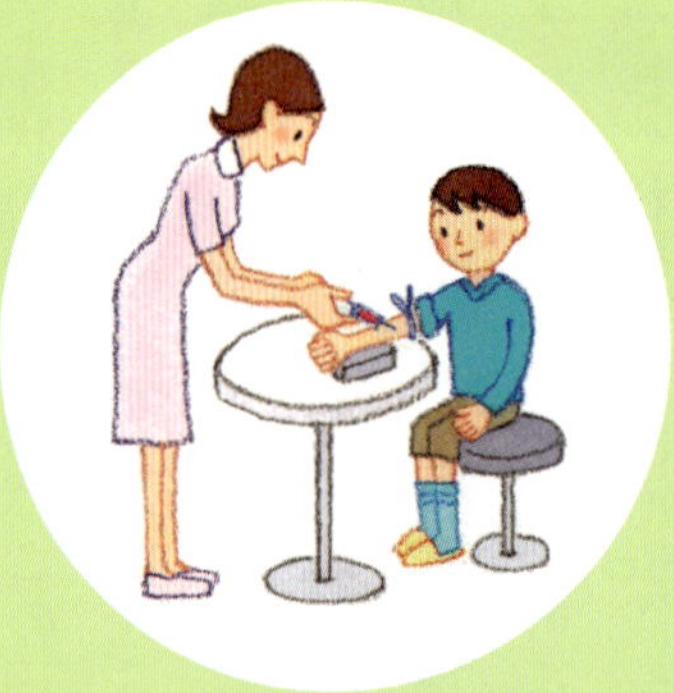

02 アトピー性皮膚炎のかゆみとその対策

一番の特徴はかゆみ

アトピー性皮膚炎で患者さんが最も苦しめられる症状は〝かゆみ〟です。特に子供は我慢することができず、かきこわして血が出るまで引っ掻いてしまいます。自分で引っ掻くことのできない乳児期などは、母乳を飲むときにお母さんの乳房にこすりつけたり、抱っこされているときにお母さんの服にこすりつけて掻いています。

かゆみはどんなときにおきる

布団に入るとかゆくなる？

お風呂に入ったり布団に入って体があたたまると、途端にかゆくなります。

これは、皮膚があたためられて、かゆみ神経がかゆみを感じやすくなるためです。また、仕事や遊びに熱中しているときはあまりかゆくないのに、ほっとしているときにかゆみを感じやすいこともよくあります。夜、眠る前が一番かゆいと訴える患者さんが多いのは、布団に入って体があたたまるのに加え、まどろみ始めて緊張がゆるむため、かゆみが倍増すると考えられます。

ストレスでかゆくなる?

遊びや好きなことに熱中しているときはかゆくないのに、勉強したり人前での発表など嫌なこと、いらいらすることがあると、かゆみが強くなります。受験が近づくとアトピー性皮膚炎が悪化し、合格すると急に軽くなるというのは、よくある話です。ストレスはかゆみを悪化させる大きな原因と考えられています。

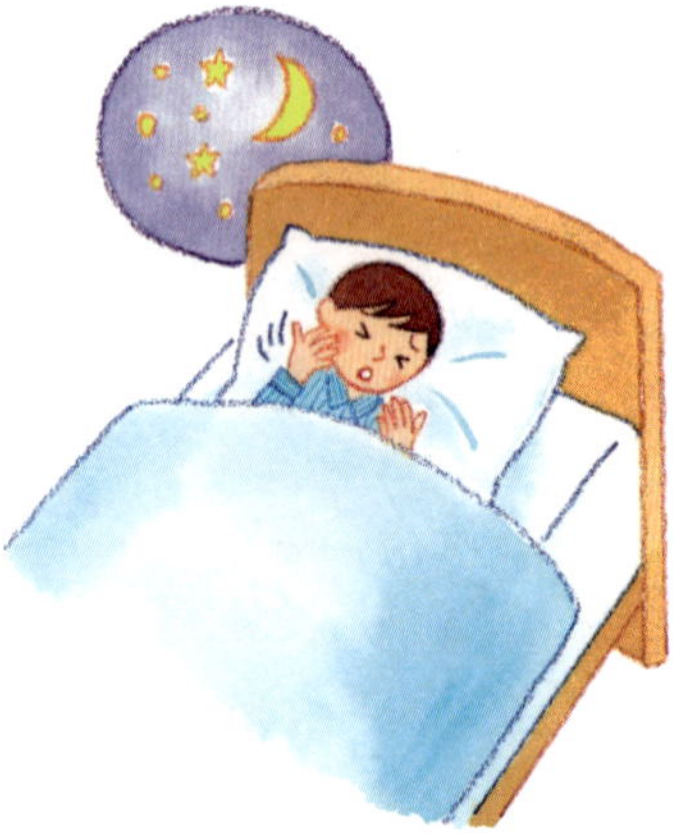

●季節によってかゆみの程度が違う？

アトピー性皮膚炎には、季節性があるといわれています。夏に悪化する人もいれば、冬に悪化する人もいて、かなりの個人差がみられます。

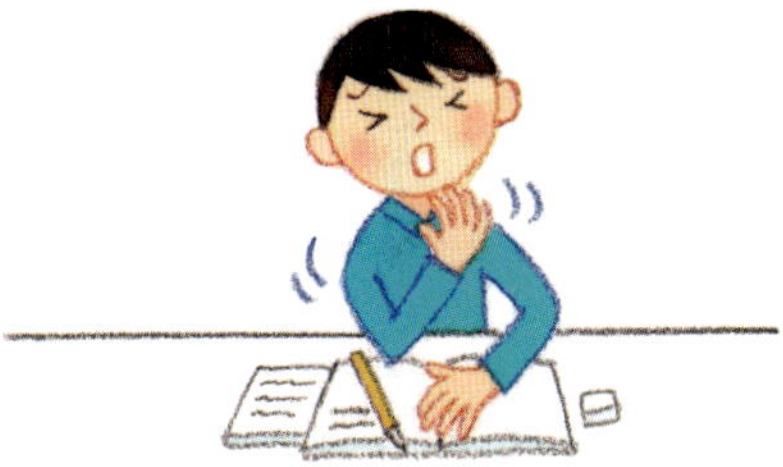

冬に悪化するタイプ

寒くなると肌の乾燥がますます強くなるため、かゆみがひどくなります。暖かくなると温度が上がり、発汗によって肌に潤いが出るため、かゆみが少なくなります。

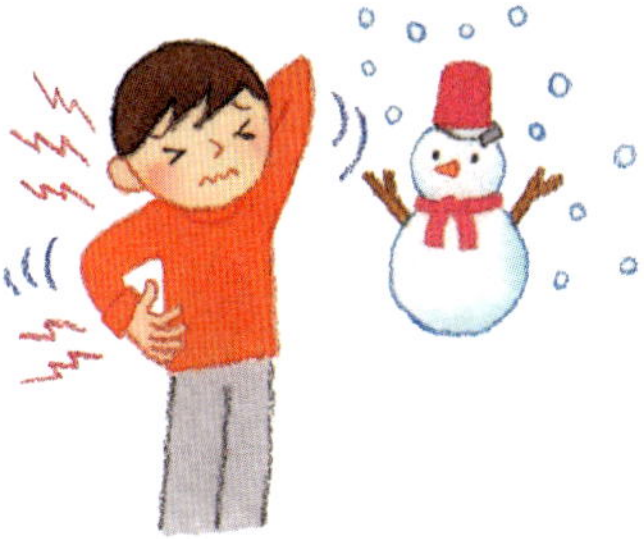

夏に悪化するタイプ

気温が上昇したり、汗をかいたりすると、それが刺激になってかゆみがひどくなります。また、夏は細菌が繁殖しやすく、細菌によって皮膚の炎症が悪化するとかゆみが強くなります。

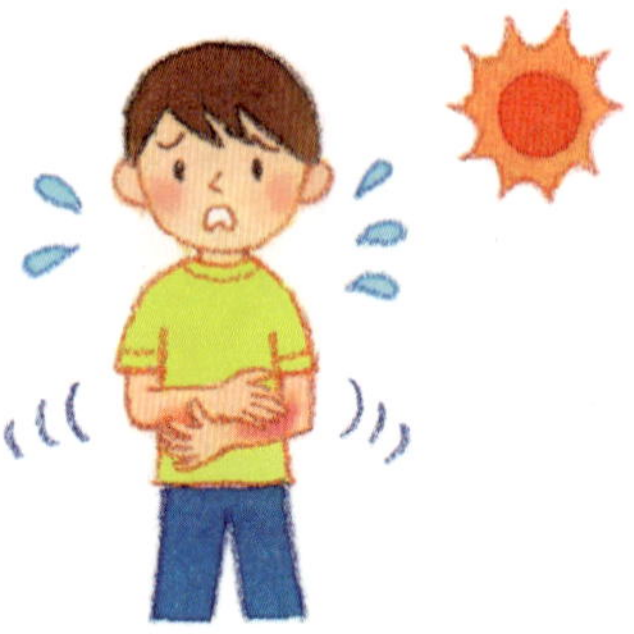

掻《か》き癖《ぐせ》ってなに？

―緊張するとかゆくないときも癖《くせ》で掻いてしまう―

かゆいときに掻くのは自然ですが、アトピー性皮膚炎ではかゆくなくても、なんとなく癖で掻いてしまう「掻《か》き癖《ぐせ》」というやっかいな現象があります。同じ場所を繰り返し掻いているうちに条件反射のようになり、緊張したりストレスがかかると無意識に掻き動作が始まってしまいます。掻き癖による皮膚炎は治療が困難です。患者さんに掻き癖を自覚していただき、その癖を克服してもらうことが必須です。

アトピー性皮膚炎では、患者さんが強くひっ掻いたところがしばしば白くなります（図17）。これは炎症と引っ掻きで血管が収縮するためです。この患者さんの爪を見ると、常に引っ掻いているため、てかてか光っているのがわかります（図18）。

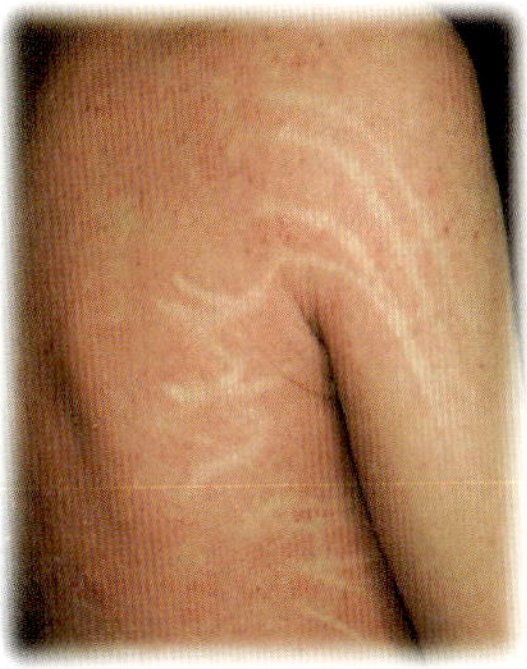
図 17

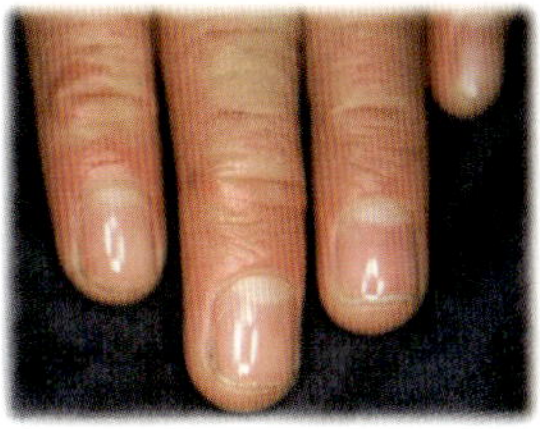
図 18

図19は膝の裏側ですが、指で同じ部位を繰り返し掻いているために、掻いている部位がその形なりにゴワゴワした皮膚になっています（苔癬化といいます）。また背中の発疹を見ると（図20、図21）、手指が届きにくい部位は赤みがほとんどありません。掻くことで皮膚の炎症が増悪することがこれでよくわかります。もちろん、かゆいから掻くわけですが、掻くと病気は増悪してしまいます。ですから、かゆみが強い場合には、かゆみを発生させる皮膚の炎症を標準治療で抑えることが重要です。

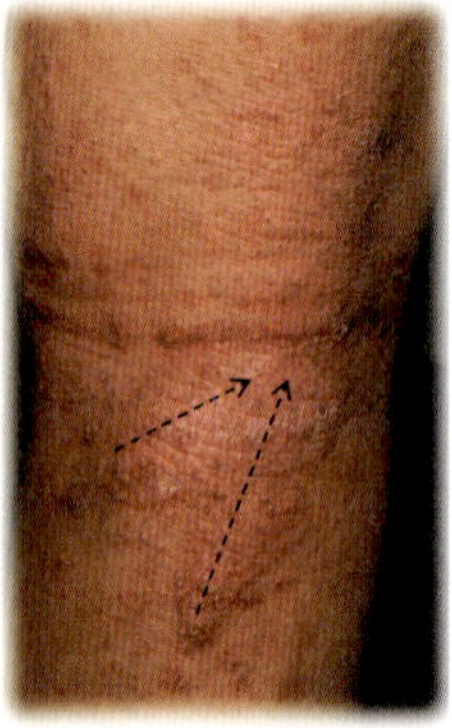
図 19

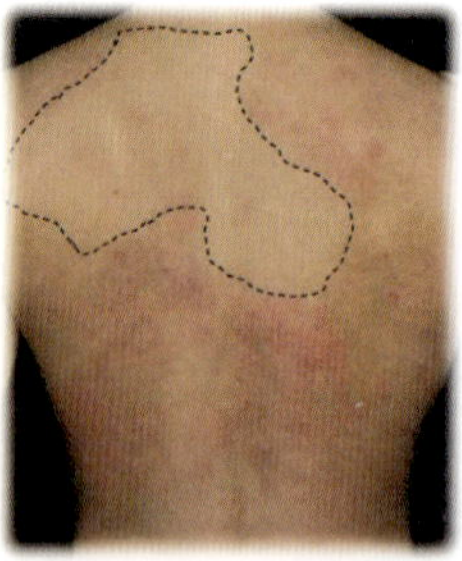
図 20

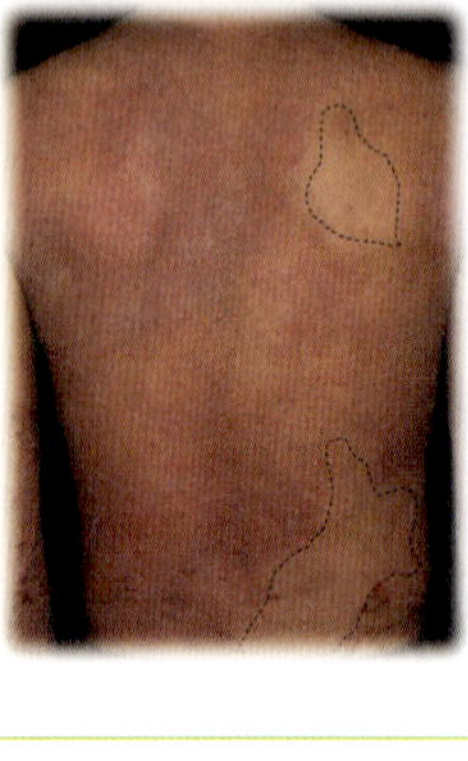
図 21

かゆみのコントロール　～なぜ掻いてはいけないの？

基礎医学者からの一言（理化学研究所　玉利真由美）

皮膚は細菌、ウイルス、化学物質などさまざまな外敵から身を守る役割をしています。皮膚を掻くことは皮膚バリア機能を低下させることになります。

1日100回掻いていた人が80回に減らすだけでも、アトピー性皮膚炎は改善します。かゆみが生じるしくみを理解して、少しでも掻く回数を減らしましょう。

●虫さされに注意しましょう

昆虫は地球上の生物の中で最も種類が多く、約100万種と言われ、それらの中にはヒトに害を及ぼすものもいます。虫さされから病気（マラリア、デング熱、つつがむし病など）が伝染することもあります。皮膚にとまった虫を敏感に感じとり、引っ掻き取ることは害虫から身を守る大切な反応です。虫に刺されたら引っ掻かずにかゆみ止めを塗りましょう。かゆいところを血がでるほど引っ掻くと細胞が壊れ、敵が侵入してきたことを知らせる警戒警報（さまざまなサイトカイン）が発令されます。それらが虫担当のマスト細胞、好塩基球（これらはかゆみの素のヒスタミンを満載しています）の活動を活発にし、さらにかゆみが強くなり引っ掻くことになります。また、虫さされをきっかけに皮膚を掻くと、警戒警報の発令によりアトピー性皮膚炎の部位までかゆくなり、掻いてしまうことになります。

虫がとまっているような感覚をおぼえやすい接触刺激（髪の毛、毛のセーター、ネック

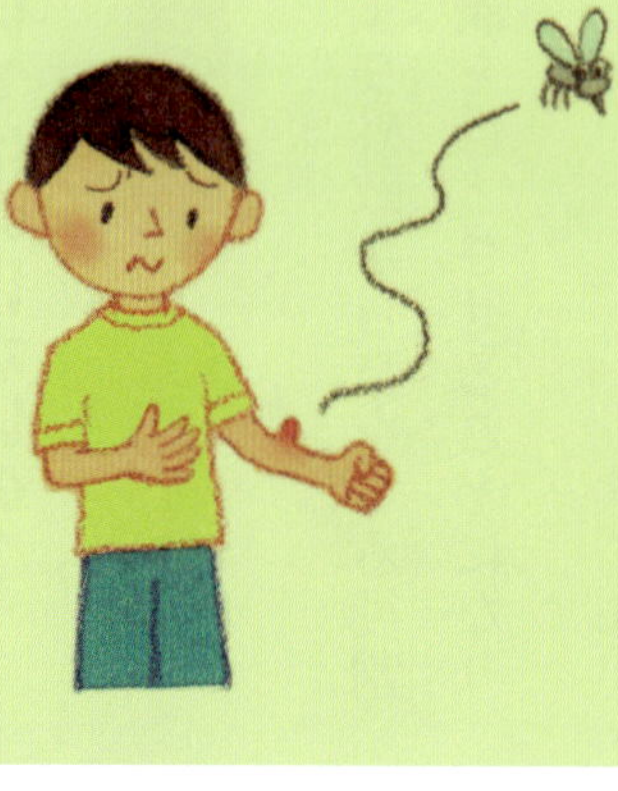

レスなど）も、かゆみを誘発するため注意が必要です。
皮膚バリア機能を補う目的で保湿薬を使用すると、かゆみを感じにくくなるでしょう。

ストレスの原因を突き止め、軽減するように努力しましょう

皮膚を引っ掻くと、脳内報酬系がはたらき、「気持ち良さ」を感じます。皮膚が敏感に「接触」を感じ取るだけでは虫は取り除けません。引っ掻き取るとご褒美に「気持ち良さ」を感じると考えられています。ストレスがあるとつい引っ掻いてしまい、スッキリする、という行動を繰り返しやすくなります。

また、運動しているときは少しの接触（かゆみ）刺激は感じにくいものですが、動かずにじっとしていると、接触刺激を敏感に感じます。部屋でぼんやりしているとき、机に向かって集中できないとき、布団に入って眠

れないときなどにかゆみを感じやすいのは、そのためです。かゆみを感じたら、弱い接触刺激をかき消すような他の強い刺激（たとえば運動による広範囲の接触刺激など）を脳に入れるとかゆみは軽減します。また、かゆいところを冷やすとかゆみを感じにくくなります。布団の中で引っ掻くことが多い人はかゆみ止めの抗ヒスタミン薬を寝る数時間前に服用し、就寝時に効果が最大限発揮されるように工夫しましょう（使用する薬の種類や個人により効果のあらわれる時間が異なります）。

●汗や乾燥に注意しましょう

汗はさまざまな刺激物質をふくみます。汗がたまるところは、かゆみが起きやすいところです。また、乾燥すると皮膚のバリア機能が低下して、刺激が入りやすくなります。入浴後は保湿薬を全身にしっかり塗りましょう。

03 アトピー性皮膚炎の標準治療

治療の目標～治療前に自分で目標を決めましょう

診療ガイドラインに沿ったアトピー性皮膚炎の治療目標

（1）症状がない状態にする、あるいはあっても日常生活に支障がなく、薬物療法もあまり必要としない状態にする。
（2）軽い症状は続くが、急に悪化することはなく、悪化してもその状態が続かないようにする。

私たち医師が、まず目指す治療の目標は、〝普通の治療で普通の生活ができる〟ことです。もちろん、治療の目標は患者さんによってそれぞれ異なりますし、同じ患者さんでもその時々により変更することも可能です。患者さん一人ひとりが自分の治療目標を設定することで、知らずしらずのうちにアトピー性皮膚炎をコントロールできるようになります。

標準治療とは

アトピー性皮膚炎は体質的な肌の乾燥、皮膚の炎症、かゆみと掻破を繰り返します。そのため皮膚に強いダメージが加わり、細菌の繁殖も増加します。そこで、治療の基本は次の通りとなります。

1 入浴と洗浄によって皮膚を清潔に保つ
2 皮膚の乾燥に対しては保湿薬を全身に塗る
3 皮膚の炎症に対してはステロイド外用薬やタクロリムス軟膏を塗る
4 かゆみに対しては抗ヒスタミン薬を内服する

重症例では、紫外線療法、ステロイド内服やシクロスポリン内服を追加しますが、保湿薬・ステロイド外用薬・タクロリムス軟膏の適切な使用法を理解していれば、ほとんどのアトピー性皮膚炎は自分でコントロールできるようになります。

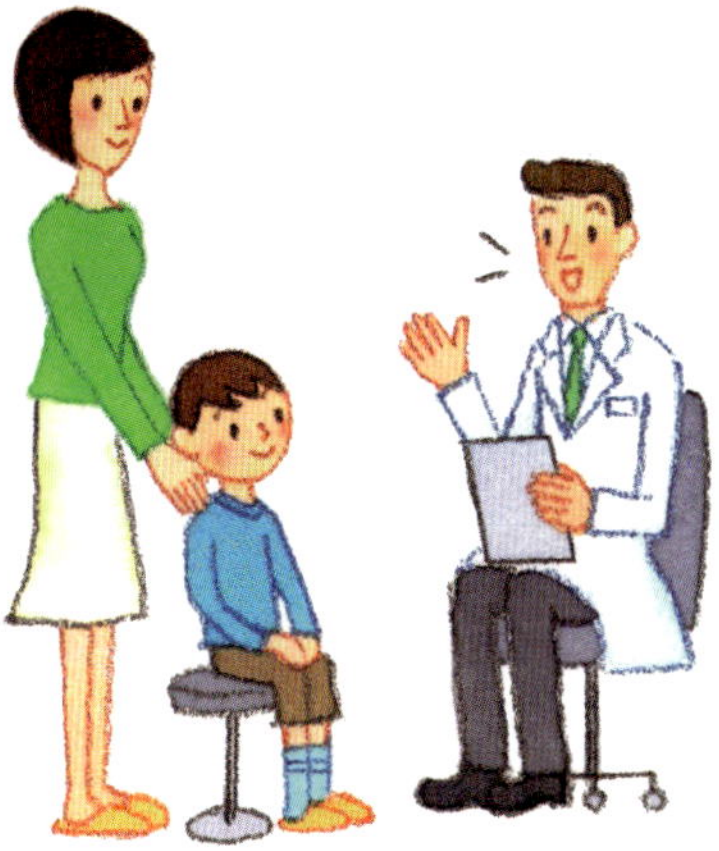

ステロイド外用薬とタクロリムス軟膏（商品名：プロトピック軟膏®）

ステロイド外用薬もタクロリムス軟膏も皮膚の炎症を鎮静化させる免疫抑制剤です。皮膚の炎症を抑えることが臨床試験でも十分に証明されています。ステロイド外用薬は１９５３年から、タクロリムス軟膏は１９９９年から医療現場で使用されています。

《ステロイド外用薬に対する誤解》

「ステロイド外用薬は恐ろしい」という風評は、今なお世界中に広がっています。

塗っても大丈夫だろうか？　副作用がでるのではないか？　などと、どうしても心配になり、適切に使用されていないのが現状です。しかし、ステロイド外用薬やタクロリムス軟膏、また保湿薬の効能を正しく理解し、その塗り方を習得すると、驚くほど治療効果があらわれます。治療効果を体験しなければ、自分自身でアトピー性皮膚炎を上手にコントロールすることはできません。ぜひ、正しい治療法のノウハウを体得しましょう。

入浴・洗浄について

日常のケアとしては、毎日の入浴やシャワーが大切です。泡立てた石鹸でやわらかく洗い、すすぎをしっかり行いましょう。引っ掻いて傷ついた皮膚は滲《しん》出液《しゅつえき》が付着し、細菌が繁殖しやすいため、入浴やシャワーによる皮膚の洗浄が必要です。

入浴やシャワーによって皮膚にうるおいを与えられますが、入浴後何もしないとすぐに乾燥してしまいます。皮膚が乾燥する前に、保湿薬を全身に塗るのがスキンケアのコツです。

全身の保湿と保湿薬

アトピー性皮膚炎治療において保湿は非常に重要です

アトピー性皮膚炎では体質的に皮膚バリア機能の異常があり、乾燥肌になります。炎症がおこると皮膚バリアがさらに壊れ、乾燥肌が重症化します。たとえばステロイド外用薬は炎症を低減させますが、保湿力はほとんどありません。

アトピー性皮膚炎の治療では、〝乾燥肌を治療するための保湿薬の外用〟と〝皮膚の炎症を治療するためのステロイド外用薬やタクロリムス軟膏の外用〟は、車の両輪といえます。この二つをしっかり行うことによってはじめて、アトピー性皮膚炎を上手にコントロールすることができます。

保湿薬の塗り方

保湿薬は入浴後5分以内に塗るのが効果的です。入浴後は皮膚が水分を吸収しているため、保湿薬を塗ることで水分が逃げないように皮膚に〝ふた〟をすることができます。5分を過ぎてしまった場合は、化粧水を入れた霧吹きで皮膚を湿らせてから保湿薬を塗るようにしましょう。

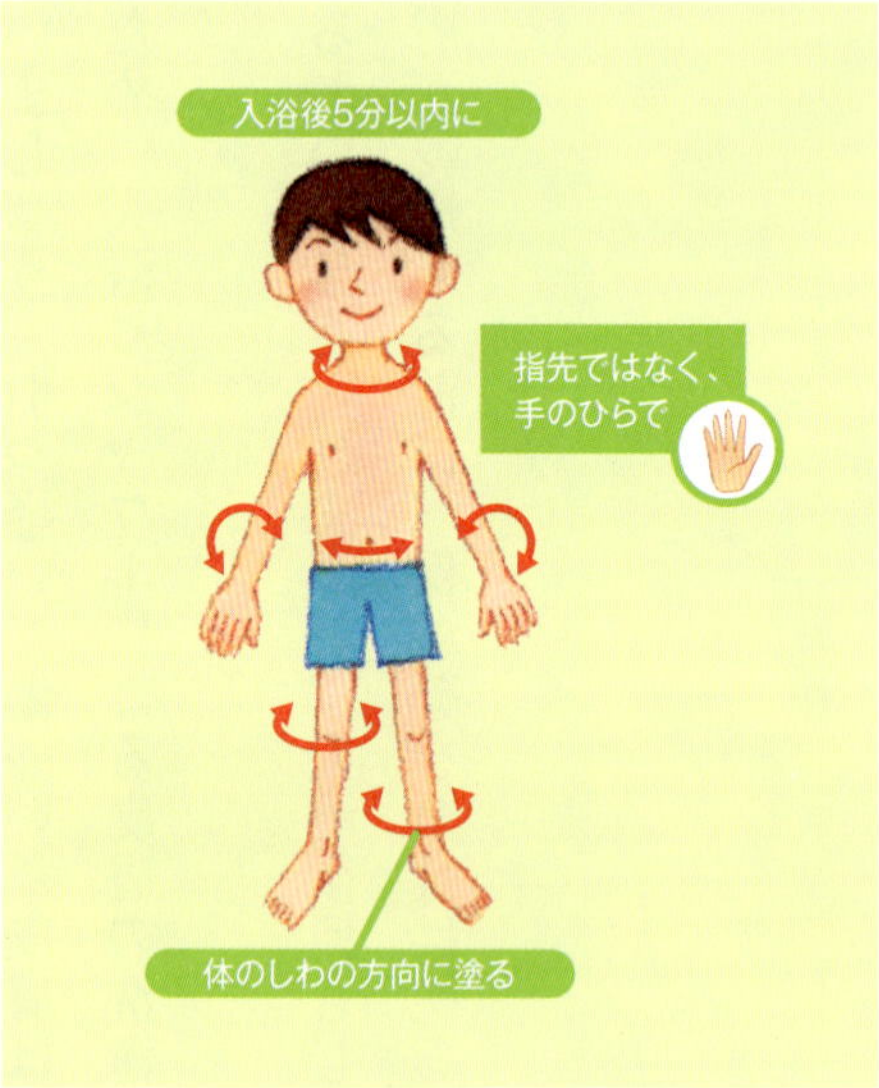
入浴後5分以内に
指先ではなく、
手のひらで
体のしわの方向に塗る

図22

保湿薬は湿疹のある部位だけでなく、全身に塗るようにします。指先ではなく手のひらに保湿薬を多めにとり、体のしわに沿って塗ると、皮膚に広がりやすく塗り残しも少なくなります（図22）。保湿は季節に関係なく、一年を通じて継続することが大切です。全身保湿はあまり時間をかけず、さっと2分以内で終了させるのが長続きのコツです。

自分に合った保湿薬を選び、毎日継続することが大切です

医師が処方できる保湿薬の種類と長所・短所を表1にまとめました。

保湿薬は基本的に安全な塗り薬ですが、べとべとして肌に合わない、サラサラしすぎて乾燥肌に効果がない、種類によっては刺激感を感じるなど、個人差があります。できるだけ自分の肌に合ったものを選択してください。数種類を使用してもかまいませんし、市販の薬でもかまいません。夏はローション系の保湿薬、冬はクリーム系の保湿薬など、季節ごとに使い分けるのもいいでしょう。何より大切なことは、毎日継続することです。

保湿外用薬にはさまざまな種類があります。主な保湿外用薬とその長所・短所を表に示します。具体的な選択は皮膚科の先生から処方してもらうか、あなたの皮膚の状態に合わせて指示してもらいましょう。

表1　さまざまな保湿外用薬の長所と短所

保湿外用薬	長所	短所
油脂性軟膏（白色ワセリン、プラスチベース、亜鉛華軟膏、親水軟膏）	●保湿外用薬の基本 ●安価 ●刺激感もほとんどない	●ベタつく使用感が好まれない場合がある
尿素クリーム、ローション（ウレパール、ケラチナミン、パスタロンなど）	●保湿効果が高い ●ベタつきが少ない	●皮膚炎の部位に塗ると刺激がある場合がある
ヘパリン類似物質（ヒルドイドクリーム、ヒルドイドソフト、ヒルドイドローション）	●保湿効果が高い ●ベタつきが少ない ●塗りのばしやすい	●種類により僅かなにおいがある
その他（アズノール軟膏、ユベラ軟膏、ザーネ軟膏、オリーブ油）	●比較的ベタつきが少ない	●各薬剤により異なる

外用薬の適量と使い方のポイント

外用薬の使用説明には「1日数回、適量を塗ってください」と書いてありますが、適量がどのくらいの量なのかは明記されていません。外用薬の適量については、左記の2つの方法を目安としてください。保湿薬、ステロイド外用薬、タクロリムス軟膏ともに、外用薬は必要十分な量を使用しなければ効果は得られません。

フィンガーチップユニット

人差し指の先端から第1関節まで、チューブから外用薬を押し出します。この人差し指の先端から第1関節までの量を1フィンガーチップユニットと呼びます。1フィンガーチップユ

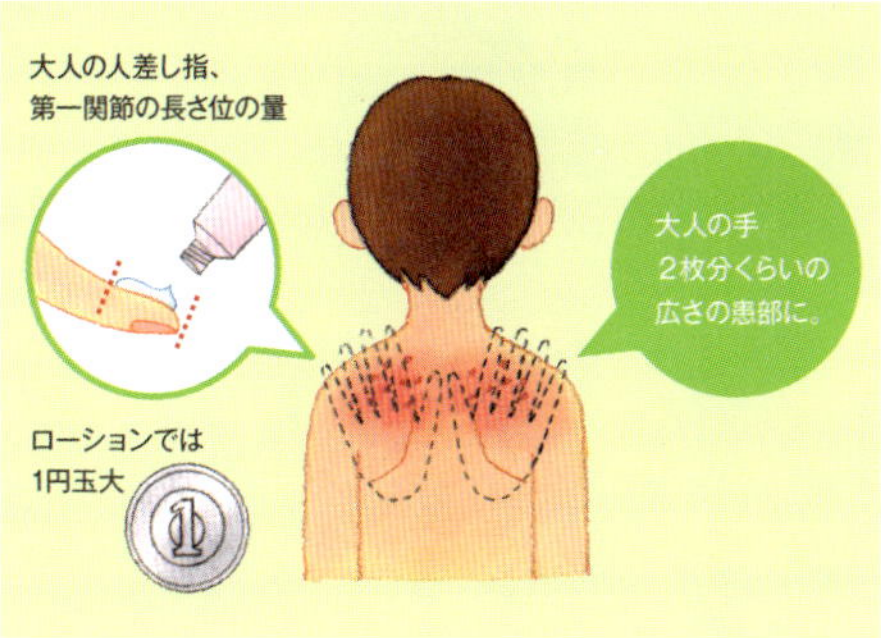

図23　塗り薬の使用量の目安（フィンガーチップユニット）

ニットの量で、およそ手のひら2枚分の面積に塗るのが目安です（図23）。

5gチューブ1本で手のひら20枚分

5gチューブで、およそ手のひら20枚分の面積に塗れます（図24）。

全身に皮膚炎がある場合は、胸＋腹部＋下腹部で約5g、背中全体＋おしりで約5g、左上肢＋左下肢で約5g、右上肢＋右下肢で約5gが適量の目安となるため、1回に20gすなわち5gチューブ4本を使用することになります。

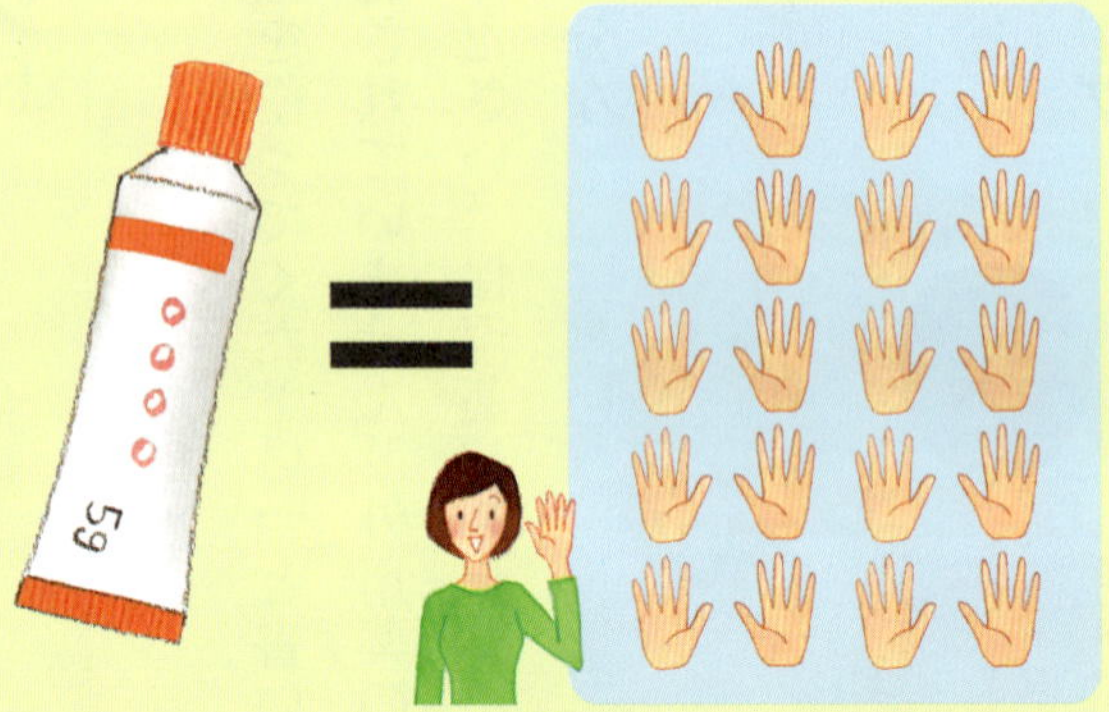

軟膏チューブ1本（5g）で、大人の手のひらサイズの面積を20枚分塗ることができます。これが適量の目安です。

図24 5gの目安

《外用薬を怖がらずに、適量を十分量使用することが大切》

ステロイド外用薬は怖いという気持ちから、少量しか使用しない患者さんが多くみられます。発疹が全身にあるにもかかわらず、ステロイド外用薬やタクロリムス軟膏の使用量が1週間で5g以内という患者さんは決して少なくありません。

ステロイド外用薬やタクロリムス軟膏を使用しても効果がないという訴えをよく耳にしますが、少ない使用量では皮膚炎を効果的に抑えることができないためです。治療が長引いたり、塗っているのに症状の勢いが止まらない原因の大半は、この不十分な使用量にあります。適量を十分量使用すると、効果がはっきりと得られますので、皮膚の炎症は軽快し、かゆみも軽減し、かゆみで目が覚めることなく夜もぐっすりと眠れるようになります。また、できるだけ早い時期に症状を良好にコントロールすることで、外用薬の減量もスムーズに行えるようになります。

ステロイド外用薬

ステロイド外用薬の特性

外用薬に含有されているステロイドホルモンは、体内で産生されるステロイドホルモンを人工的に合成して力価（効果）を強めたものです。いろいろな症状で使用しやすいように、強さ（ランク）の弱いものから強いものまで多くの製品があり、その強さは5ランクに分けられています（表2）。最近はジェネリックのステロイド外用薬が多く登場し、たくさんの商品名がありますが、中に入っている成分名を比較すると、どのランクのステロイド外用薬かを知ることができます。

日本にはたくさんのステロイド外用薬があると言われていますが、欧米ではさらに多くのステロイド外用薬が使用されています。また、日本では5gチューブが主流ですが、欧米の外用薬は50gや100g

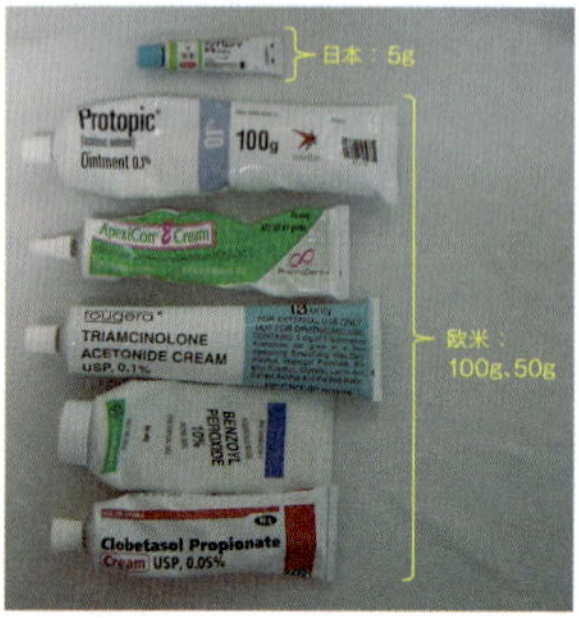

図25

チューブが主流です（図25）。日本と比較して、欧米のほうが外用薬の使用量が多いのは、チューブサイズの違いが影響していると考えられます。

表2 ステロイド外用薬のランク：成分名（おもな商品名）

ストロンゲスト（1群）	
0.05%	クロベタゾールプロピオン酸エステル（デルモベート®）
0.05%	ジフロラゾン酢酸エステル（ジフラール®、ダイアコート®）
ベリーストロング（2群）	
0.1%	モメタゾンフランカルボン酸エステル（フルメタ®）
0.05%	ベタメタゾン酪酸エステルプロピオン酸エステル（アンテベート®）
0.05%	フルオシノニド（トプシム®）
0.064%	ベタメタゾンジプロピオン酸エステル（リンデロンDP®）
0.05%	ジフルプレドナート（マイザー®）
0.1%	アムシノニド（ビスダーム®）
0.1%	ジフルコルトロン吉草酸エステル（テクスメテン®、ネリゾナ®）
0.1%	酪酸プロピオン酸ヒドロコルチゾン（パンデル®）
ストロング（3群）	
0.3%	デプロドンプロピオン酸エステル（エクラー®）
0.1%	デキサメタゾンプロピオン酸エステル（メサデルム®）
0.12%	デキサメタゾン吉草酸エステル（ボアラ®、ザルックス®）
0.12%	ベタメタゾン吉草酸エステル（ベトネベート®、リンデロンV®）
0.025%	ベクロメタゾンプロピオン酸エステル（プロパデルム®）
0.025%	フルオシノロンアセトニド（フルコート®）
ミディアム（4群）	
0.3%	プレドニゾロン吉草酸エステル酢酸エステル（リドメックス®）
0.1%	トリアムシノロンアセトニド（レダコート®）
0.1%	アルクロメタゾンプロピオン酸エステル（アルメタ®）
0.05%	クロベタゾン酪酸エステル（キンダベート®）
0.1%	ヒドロコルチゾン酪酸エステル（ロコイド®）
0.1%	デキサメタゾン（グリメサゾン®、オイラゾン®）
ウィーク（5群）	
0.5%	プレドニゾロン（プレドニゾロン）

ステロイド外用薬の副作用

ステロイドホルモンはアレルギーの免疫反応を抑える抗炎症作用により、皮膚炎の赤みやかゆみを抑えます。一方で、ステロイドホルモンには抗炎症作用以外に、血糖値をあげたり、胃粘膜を過敏にしたり、骨粗鬆症を引き起こす作用があり、そのために非常に怖い薬という印象があります。ステロイド内服薬は消化管で吸収され全身に波及するため、こういった全身性の副作用を引き起こすことがありますが、外用薬は皮膚から吸収されるため、血液中に入る量は微量で先ほど触れたような全身性の副作用が起きることは、まずありません。

一般に、ステロイド外用薬の副作用は皮膚にあらわれます。表3はステロイド外用薬とタクロリムス軟膏の効果と副作用をまとめたものですが、ステロイド外用薬の局所性副作用として、以下のようなものがあげられます。

（1）うぶ毛が生える（図26）

（2）塗ったところにニキビができやすくなる（図27）

（3）同じ場所に塗り続けると血管がやや目立つことがある（図28）

（4）同じ場所に塗り続けると皮膚がやや薄くなることがある（図29）

（5）皮膚が薄くなりすぎて皮膚線条ができることがある（図30）。

このうち（1）～（4）までの副作用はステロイド外用薬の使用量が少なくなると回復しますが、（5）は回復しません。（5）の皮膚線条は同じ場所に数年間毎日塗り続けると発生しますので、皮膚線条を起こさないよう、医師の注意深い観察と指示が必要です。

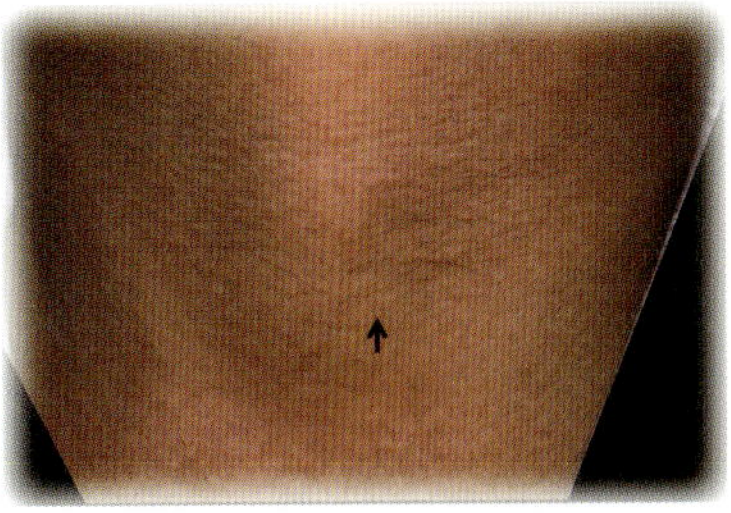
図26　首

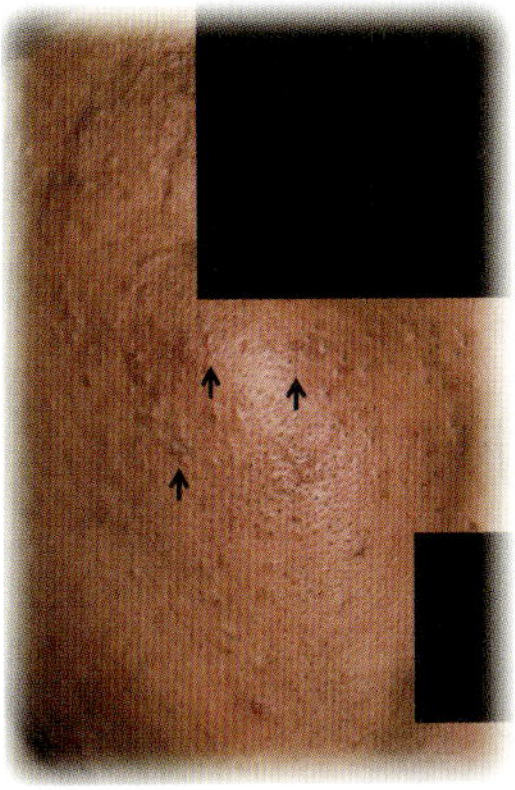
図27　顔

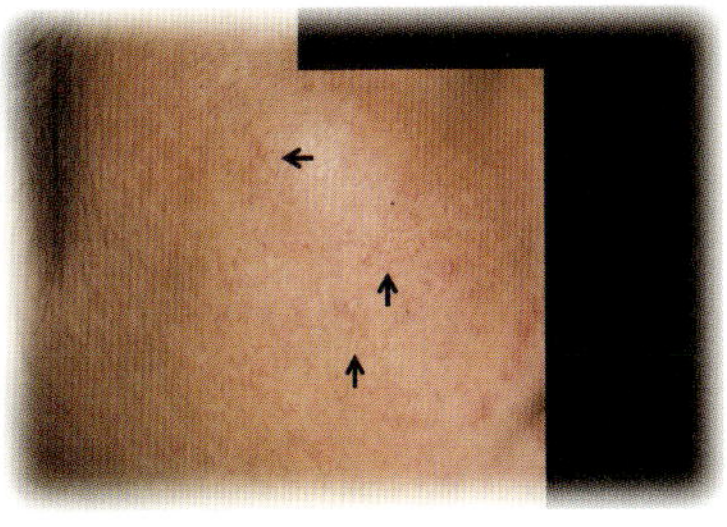
図28　顔

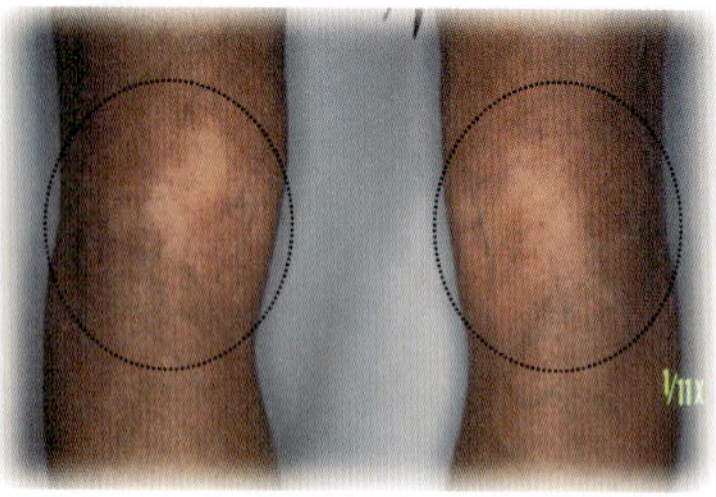

図29

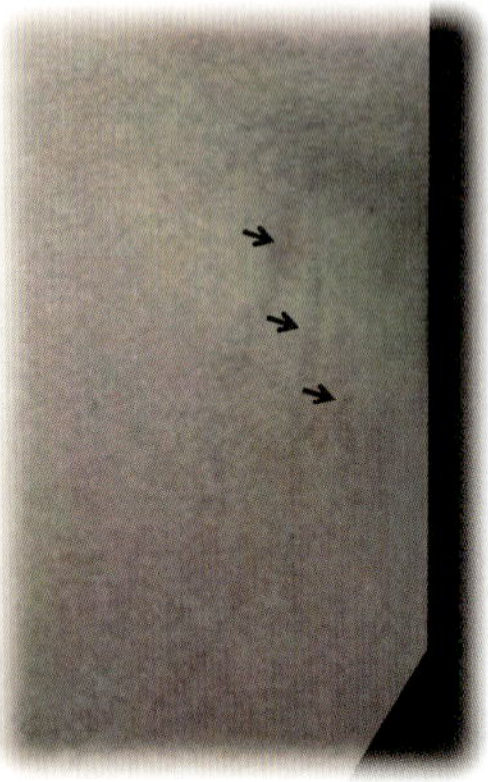

図30

皮膚線条とは

体が急に成長する成長期、急に体重が増えたとき、妊娠したときなどに上腕部、腹部、腰部、鼠蹊部、大腿部にできる皮膚の亀裂による皮膚の線条。皮膚が急速に引き延ばされることで、皮膚の真皮のコラーゲン・弾力線維に亀裂ができることによって生じる。ステロイド軟膏を同じ場所に数年間毎日塗っていると出現しやすくなる。

表3 ステロイド軟膏やタクロリムス軟膏の長所（利点）と短所（副作用）

	ステロイド軟膏	タクロリムス軟膏（プロトピック軟膏）
長所（利点）	●抗炎症作用が強い。 ●効果の発現が早い。 ●いろいろなランクがあり、症状の程度や使用部位に合わせて使い分けができる。 ●ローション、クリームやテープ剤といった使用しやすい剤型がある。	●抗炎症作用はあるが、ステロイド軟膏のストロングランク（3群）と同じ程度の効力であり、ベリーストロングランク（2群）よりは弱い。 ●小児用（0.03％）と成人用（0.1％）の2種類がある。 ●ステロイドホルモンではないので、ステロイドホルモンにみられるホルモン性副作用はない。そのため、ステロイド軟膏で副作用が出ている部位にも塗ることができる。
短所（副作用）	●ステロイドホルモン作用による副作用がある。 ①うぶ毛が生える ②塗ったところにニキビができやすくなる ③同じ場所に塗り続けると皮膚がやや薄くなることがある ④同じ場所に塗り続けると血管がやや目立つことがある ⑤皮膚が薄くなりすぎると、皮膚線条ができることがある など	●塗り始めの数日間ヒリヒリとほてることがある。 ●塗ったところにニキビができやすい（顔）。 ●軟膏だけしかないので、頭の中には塗りにくい。 ●効果の発現が少し遅い。 ●強い日光を浴びる海水浴、スキー、遠足などに出かける朝は、タクロリムス軟膏は塗れない。 ●2歳未満の乳幼児には保険適応はない。

《ステロイド外用薬は色素沈着を引き起こす？》

ステロイド外用薬を塗ると皮膚が黒くなるといわれていますが、それは全くの誤解です。一般に私たちの皮膚の表皮にはメラニン色素がたくさんあり、紫外線を防いでくれる働きがあります。しかし、アトピー性皮膚炎のように皮膚の炎症が長引くと、表皮が壊れてメラニン色素が真皮に落ちてしまいます。真皮に落ちたメラニン色素は体外になかなか排泄できませんので、体内の貪食細胞が処理してくれるのを待つしかありません。皮膚炎が強ければ強いほど、かゆくて引っ掻きますので、表皮がたくさん壊れ、真皮にメラニン色素が落ちることになります。貪食細胞の能力には限りがあるため、真皮内のメラニン色素はその場所に沈着してしまいます。つまり皮膚が黒くなるのはステロイド外用薬とは無関係で、アトピー性皮膚炎の炎症が強く、たくさん引っ掻いたことを意味しています。

炎症が強いときは、炎症の赤みで黒い色素沈着がはっきりしませんが、ステロイド外用薬で炎症が軽快して赤みが治ると、一挙に黒い色素沈着が目立っため、ステロイド外用薬で黒くなったと勘違いされてしまうのです。色素沈着を予防するためには、炎症→かゆみ→掻破を起こさないように、皮膚炎をあらかじめしっかりコントロールすることが大切です。

●ステロイド外用薬の種類

ステロイド外用薬には、クリーム、ローションやテープ剤といったバリエーションがあります。髪の毛の生えている頭部にはローションが塗りやすく、また軟膏のべとべと感が嫌いな人にはクリームが好評です。ローションを顔や体に塗ってもかまいません。ただし、アルコール基剤のローション

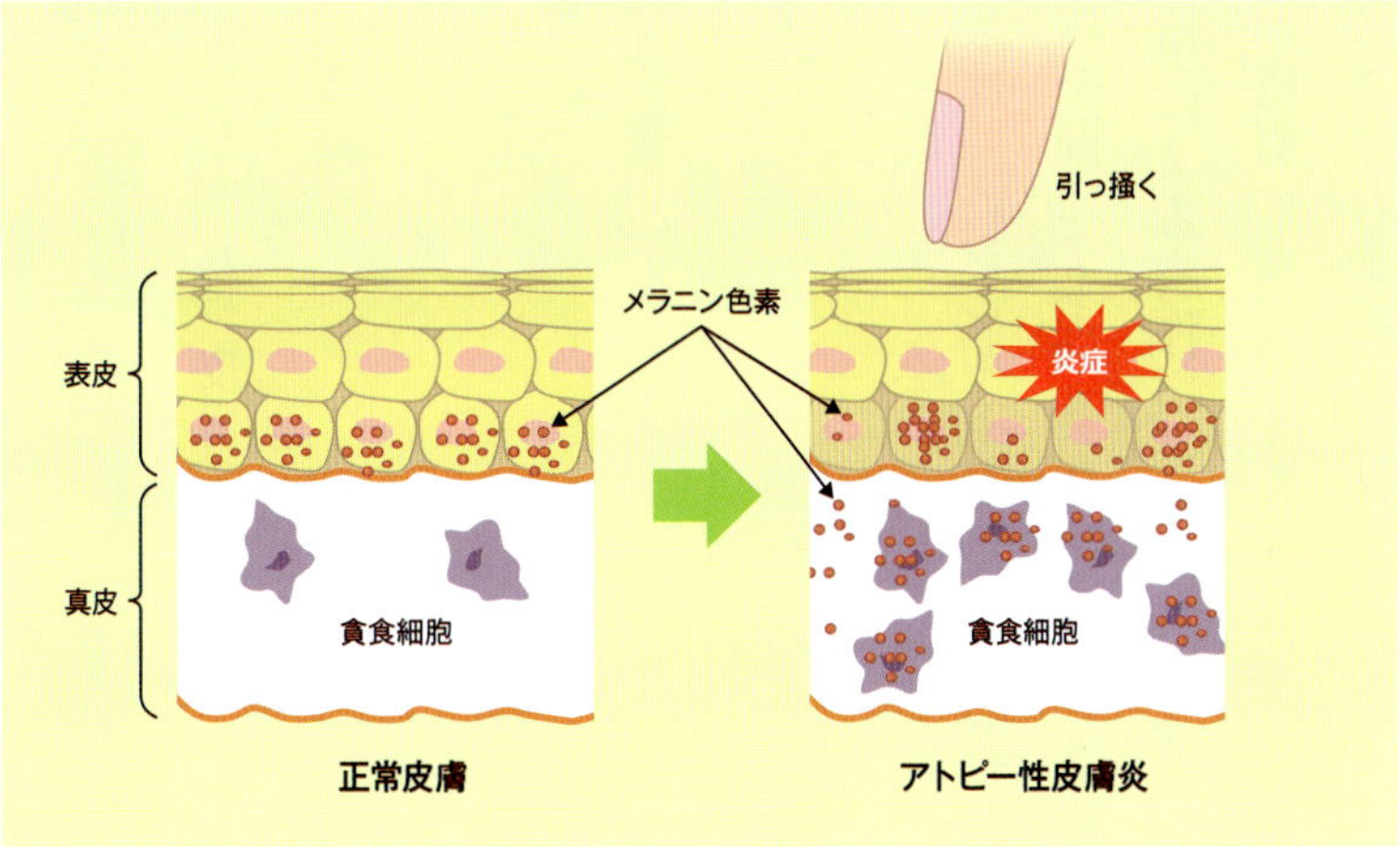

を顔や体に塗る場合はしみることがあります。アルコール基剤ではないローション（たとえばリドメックスローション®やアンテベートローション®など）は、ほとんどしみることはありません。テープ剤はひび割れや皮膚表面が固くなった部位にとても有効です。

タクロリムス軟膏（プロトピック軟膏®）

タクロリムス軟膏の特性

タクロリムス軟膏の成分であるタクロリムスは、アレルギーの免疫反応を抑える抗炎症作用により、皮膚炎の赤みやかゆみを抑えます。タクロリムスはステロイドホルモンではないため、ホルモン作用による副作用はみられません。特にステロイド外用薬による副作用が出やすい皮膚の薄い顔や首などにも使用しやすい薬です。使用を開始して3～4日間は塗った部位にヒリヒリとほてりや、弱いかゆみを感じますが、そのまま塗り続けると、ほとんどの方はそのような症状はなくなります。患者さんの中には、まれにヒリヒリ感が強く使用したくないという方もいます。タクロリムス軟膏は中等度以下の発疹に非常に有効ですが、顔では塗ったところにニキビができやすくなり、この点はステロイド外用薬と同じです。

タクロリムス軟膏のもうひとつの特性は、ステロイドよりも大きな構造（分子量が大きい）をしているため、バリア機能の回復した健康な皮膚表面からは、ほとんど体内に吸収されないことです。従がって全身性の副作用をおこすことは、あまりありません。

タクロリムス軟膏の副作用

薬の説明書には、高濃度のタクロリムスを全身に投与させた実験動物の結果から、皮膚やリンパの癌の発生の危険が書いてあります。しかしタクロリムスをこれまで使用したたくさんの患者さんのデータでは、皮膚癌やリンパ腫が増加したという報告はありません。実際のところ、タクロリムス軟膏には体重10kgあたり1回1g以内、1日2回までという保険診療上の使用量制限があります。成人の場合（体重50kgと考える）には、1回5g、1日2回（すなわち1日10g以内）を使用することができます。この使用量以内であれば、タクロリムスが皮膚から吸収されて血中に検出されることはきわめてまれです。そのため皮膚癌やリンパ腫の発生が増加しないのだと思われます。使用量を守って使うことが大切です。

なお、日光照射に関する注意点として、強い日光を浴びる海水浴やスキー、遠足などに出かける朝はタクロリムス軟膏を塗らないようにします。通学や通勤、また、買い物や洗濯物を干すなどといった通常の生活での日光照射は全く問題ありません。現在、2歳未満の乳幼児への使用は許可されていませんが、これはこの年齢の乳幼児に対して臨床試験を行っていないためです。

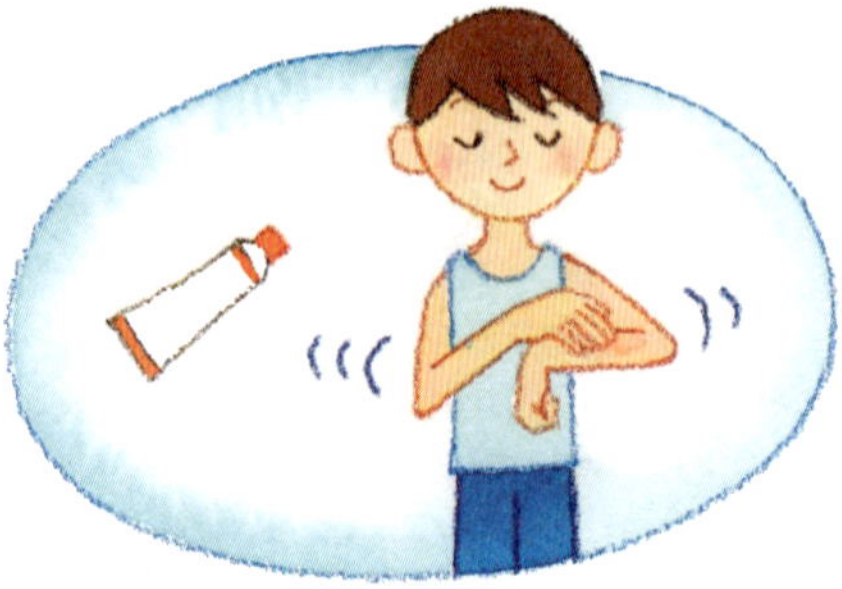

抗ヒスタミン薬

かゆみを引き起こす体内物質として、ヒスタミン、インターロイキン31、ロイコトリエンなどさまざまな物質が知られています。これらの物質に有効な薬で開発が進んでいるのは、抗ヒスタミン薬です。抗ヒスタミン薬はヒスタミンによるかゆみを抑制します。アトピー性皮膚炎のかゆみはさまざまな体内物質によって複合的に生じていますので、抗ヒスタミン薬だけでアトピー性皮膚炎のかゆみを100％抑えることはできません。しかし、抗ヒスタミン薬によって、アトピー性皮膚炎のかゆみが部分的に軽減できることが臨床試験によって明らかになっています。抗ヒスタミン薬の成分と商品名を表4に示しました（ジェネリックの数も多いため、すべての商品名は記載していません）。一部、抗ヒスタミン作用はないものの、ヒスタミンを体内で遊離する肥満細胞の活性化を抑える薬剤も、アトピー性皮膚炎の治療薬として保険適応になっています。

抗ヒスタミン薬のかゆみ軽減効果には個人差があります。眠気の副作用がみられることがありますが、これに関しても抗ヒスタミン薬の種類によってかなりの個人差がみられます。できれば数種類の抗ヒスタミン薬を試して、かゆみに対する効果と眠気の副作用を比較しながら、患者さんそれぞれに応じた抗ヒスタミン薬を選択します。

表4 アトピー性皮膚炎に用いられる抗ヒスタミン薬・抗アレルギー薬：成分名（おもな商品名）

(1) 抗ヒスタミン薬（眠気が強い）
ジフェニルピラリン塩酸塩（ハイスタミン®）
ジフェンヒドラミン塩酸塩（ベナ®、レスタミン®）
シプロヘプタジン塩酸塩水和物（ペリアクチン®）
塩酸トリプロリジン（ベネン®）
ヒドロキシジン塩酸塩（アタラックス®）
プロメタジン塩酸塩（ヒベルナ®、ピレチア®）
ホモクロルシクリジン塩酸塩（ホモクロミン®）
アリメマジン酒石酸塩（アリメジン®）
タンニン酸ジフェンヒドラミン（レスタミンA®）
クロルフェニラミンマレイン酸塩（アレルギン®、クロール・トリメトン®、マレイン酸クロルフェニラミン®、ネオレスタミン®）
d-クロルフェニラミンマレイン酸塩（ポララミン®、ネオマレルミンTR®）
ジフェニルピラリンテオクル酸塩（プロコン®）
ヒドロキシジンパモ酸塩（アタラックスP®）
クレマスチンフマル酸塩（タベジール®）
(2) 抗ヒスタミン薬（眠気が比較的弱い）
エバスチン（エバステル®）
アゼラスチン塩酸塩（アゼプチン®）
エピナスチン塩酸塩（アレジオン®）
オロパタジン塩酸塩（アレロック®）
セチリジン塩酸塩（ジルテック®）
フェキソフェナジン塩酸塩（アレグラ®）
オキサトミド（セルテクト®）
フマル酸エメダスチン（ダレン®、レミカット®）
ケトチフェンフマル酸塩（ザジテン®）
ベポタスチンベシル酸塩（タリオン®）
メキタジン（ニポラジン®、ゼスラン®）
ロラタジン（クラリチン®）
(3) 抗ヒスタミン作用のないもの
クロモグリク酸ナトリウム（インタール®）
トラニラスト（リザベン®）
トシル酸スプラタスト（アイピーディ®）

その他の主な治療法

紫外線療法

日光を浴びるとかゆみが生じてアトピー性皮膚炎が増悪する人もいますが、逆に軽快する人もいます。そのメカニズムに関しては、まだはっきりと解明されていません。

紫外線はさまざまな波長の光の複合体ですが、このなかで治療効果の高い紫外線だけを用いて治療を行うのが紫外線療法です。紫外線ですから、照射量が多いと日焼けと同じようにヤケドをしますので、安全な照射量から徐々に増量していきます。重症の患者さんには、通常の保湿薬、ステロイド外用薬、抗ヒスタミン薬の治療に加えて、紫外線療法を追加すると非常に効果的です。タクロリムス軟膏は、紫外線療法が終了してから使用するようにします。紫外線療法は週に3～5回ほど照射しますので、紫外線治療導入時にはほとんどが入院治療で行われます。

シクロスポリン内服療法

通常の保湿薬、ステロイド外用薬、タクロリムス軟膏、抗ヒスタミン薬の治療を行っても軽快しない重症の患者さんでは、シクロスポリン（ネオーラル®）の内服を併用します。シクロスポリンは免疫抑制剤ですが、保険適応になっており、早期にかゆみを抑える作用があります。副作用として高血圧、腎機能検査異常、高血糖などがあらわれることがありますので、検査所見をモニターしながら継続投与します。通常、12週間内服していったん中止し、必要がある場合はその後2～4週間の休薬期間をおいて再投与します。

ステロイド内服療法

重症の患者さんや急性の全身増悪の患者さんでは、短期的にステロイドを内服することがあります。ステロイド外用薬と異なり内服薬は血糖値をあげたり、胃粘膜を過敏にしたり、骨粗鬆症を引き起こすなど、全身性の副作用があらわれることがあります。そのため、短期間（3週間以内がめど）の内服で様子をみたり、増悪したときだけ2、3日内服する頓服《とんぷく》療法として処方されます。

04 アトピー性皮膚炎の外用療法の実際

外用療法のポイント

途中で塗るのをやめず、適切な期間使用しましょう

ステロイド外用薬とタクロリムス軟膏を塗ると、3日～4日で赤みが薄くなり、かゆみが軽快します。治療薬が怖いという気持ちから、ほとんどの人がここで塗るのをやめてしまいます。しかしながら、アトピー性皮膚炎の炎症は3～4日ではおさまりませんので、すぐに再発してしまいます。

皮膚炎の部分は、掻いて皮膚がごわごわと固く触れるはずです（苔癬化《たいせんか》と呼ばれています）。指でつまむと硬い感じがするのは、まだ炎症が残っ

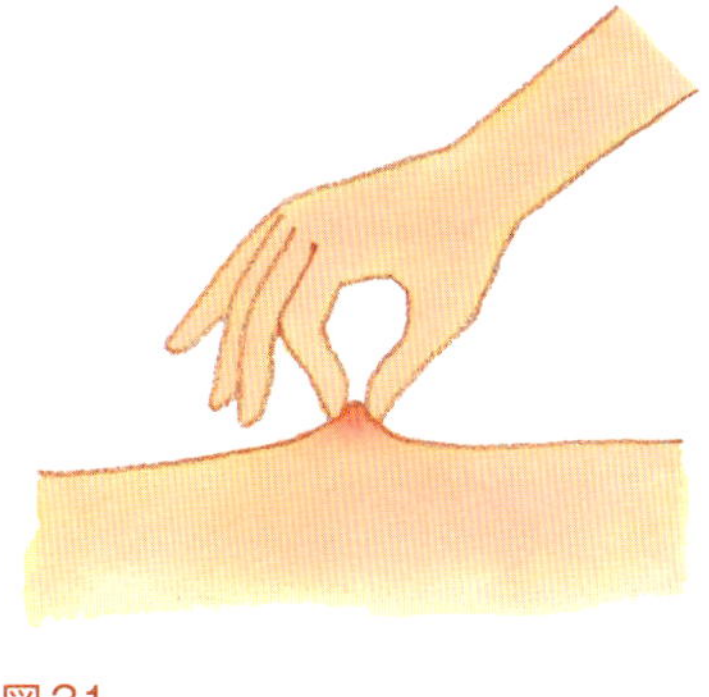

図31

ている証拠です（図31）。この硬さを感じる間は、保湿薬とステロイド外用薬やタクロリムス軟膏の重ね塗りを継続します。通常、2週間くらいで硬さがなくなり、この頃には赤みもかゆみもすっかり軽減しています。

外用療法で大切なのは治療薬を塗る範囲です

患者さんは治療薬が怖いという気持ちから、どうしても実際の皮膚炎よりも狭く塗ってしまいがちです。アトピー性皮膚炎はかゆみが強いため、掻くことによりすぐに炎症が拡大してしまいます。治療薬は、皮膚炎の部分より2cmほど広めに塗るようにしましょう。

病変が一ヵ所であれば塗る範囲を考えるのは

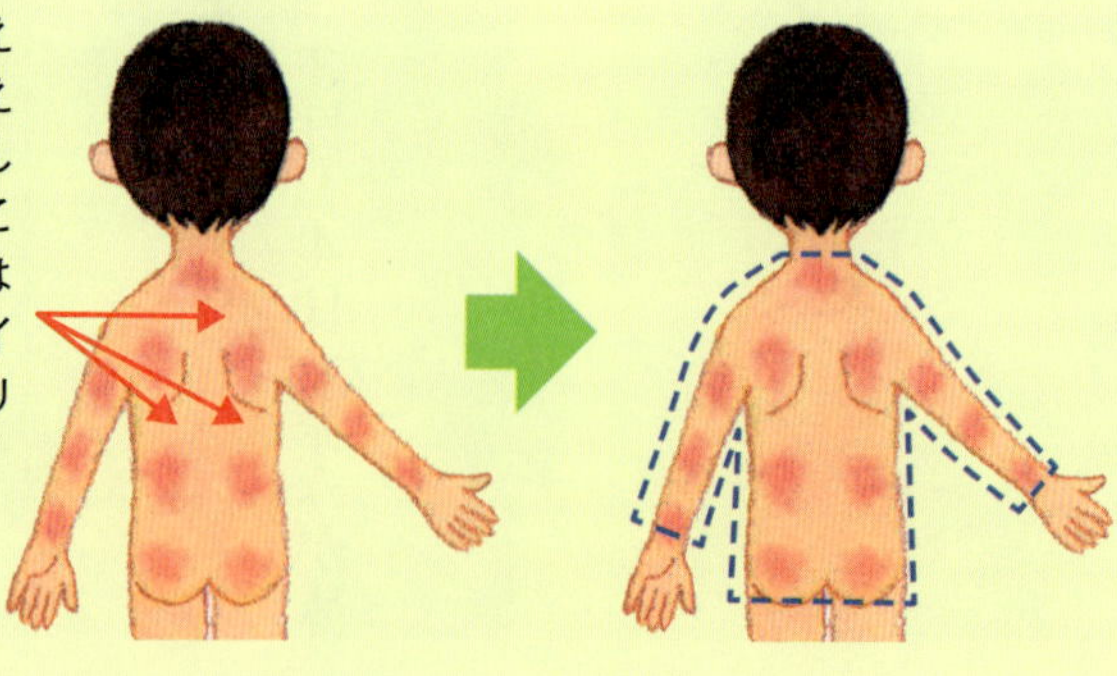
健康そうに見える部位にも見えない湿疹が潜んでいるので、このような場合は全体にステロイド軟膏やタクロリムス軟膏を塗る

図32

簡単ですが、たとえば背中にたくさんあった場合にはどうすればいいでしょうか（図32）。この場合は、皮膚炎と皮膚炎の間の正常にみえる部位にも見えない湿疹が潜んでいるため（図33）、全体にステロイド外用薬やタクロリムス軟膏を塗る必要があります。これを理解すると、非常にうまく皮膚炎をコントロールすることができるようになります。

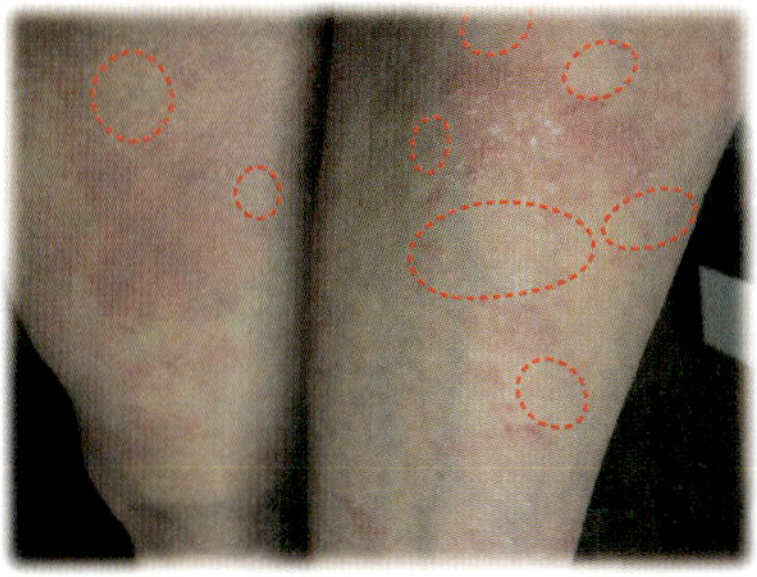

図33

皮疹が目立たない「◌」の部分（紅い皮疹と紅い皮疹の間）にも見えない炎症があります。ですからステロイド外用剤やタクロリムス軟膏は広めに「◌」の部分にも外用します。

アトピー性皮膚炎におけるプロアクティブ治療

主流になりつつあるプロアクティブ治療

アトピー性皮膚炎の外用療法には、症状が出たときに治療するリアクティブ治療と、症状の出る前から予防的に治療するプロアクティブ治療の2種類があります。再発の多いアトピー性皮膚炎の場合、リアクティブ治療ではうまくコントロールしにくいため、現在では、徐々にプロアクティブ治療が推奨されるようになってきました。

重症のときは外用薬を十分な範囲にしっかりと塗ります

皮膚症状が重症のときは、フィンガーチップユニットに従って十分量のステロイド外用薬・タクロリムス軟膏を塗る必要があります。たとえば、成人で全身に発疹があるときはステロイド外用薬1回20gの使用量で治療を開始します。かゆみが軽快し紅斑や苔癬化が軽快してきたら、隔日外用に移行します。

症状が軽快したあとも、外用の頻度を減らしながら治療を継続します

プロアクティブ治療で大事なことは、それまで炎症があったすべての部位、つまり症状がなくなった部位にも塗るのが鉄則です。使用量ですが、発疹は軽快しているわけですので、フィンガーチップユニットの1／2量か1／3量で大丈夫です。ですから、プロアクティブ治療では1回10g～7gで全身を覆うようにします。あらかじめ保湿薬を全身に塗っておくと、少ない量で全身にのばすことができます。このやり方で、隔日外用、週2回外用、週1回外用と減らしていきます。ステロイド外用薬を塗らない日はタクロリムス軟膏と保湿剤を塗るという方法も効果的です。タクロリムス軟膏がひりひりしたりほてったりする場合は、保湿剤だけの外用でもかまいません。ステロイド外用薬をたくさん塗っているように感じるかもしれませんが、週1回外用であれば全身で1週間に10g～7gしか塗っていないことになり、しかもコントロールは良好ですので、非常に効率のいいことがわかると思います。個人差がありますが、1回5g以下で全身に薄く塗っても良好なコントロールを維持している人もいます。このようにステロイド外用間隔を徐々に開けていき、2週間に1回ある

いは4週間に1回だけ、ステロイド外用薬を全身に5g塗るだけで良好にコントロールされている方もいます。

プロアクティブ治療中にも再発はあります

プロアクティブ治療で重要なことは、ステロイド外用薬やタクロリムス軟膏を毎日外用して十分に良くなった後も隔日外用し、再発がなければ週2回外用、週1回外用と、ゆっくり減らしていくことです。もちろん途中で再発(再増悪)は起こります。そのときはまたフィンガーチップユニットの使用量で十分に毎日外用します。プロアクティブ治療中の再発はすぐにコントロールできますので、隔日外用、週2回の外用にすぐに戻すことが可能です。なお、ステロイド外用薬やタクロリムス軟膏を塗らない日でも、保湿薬の外用は毎日継続します。(図34)

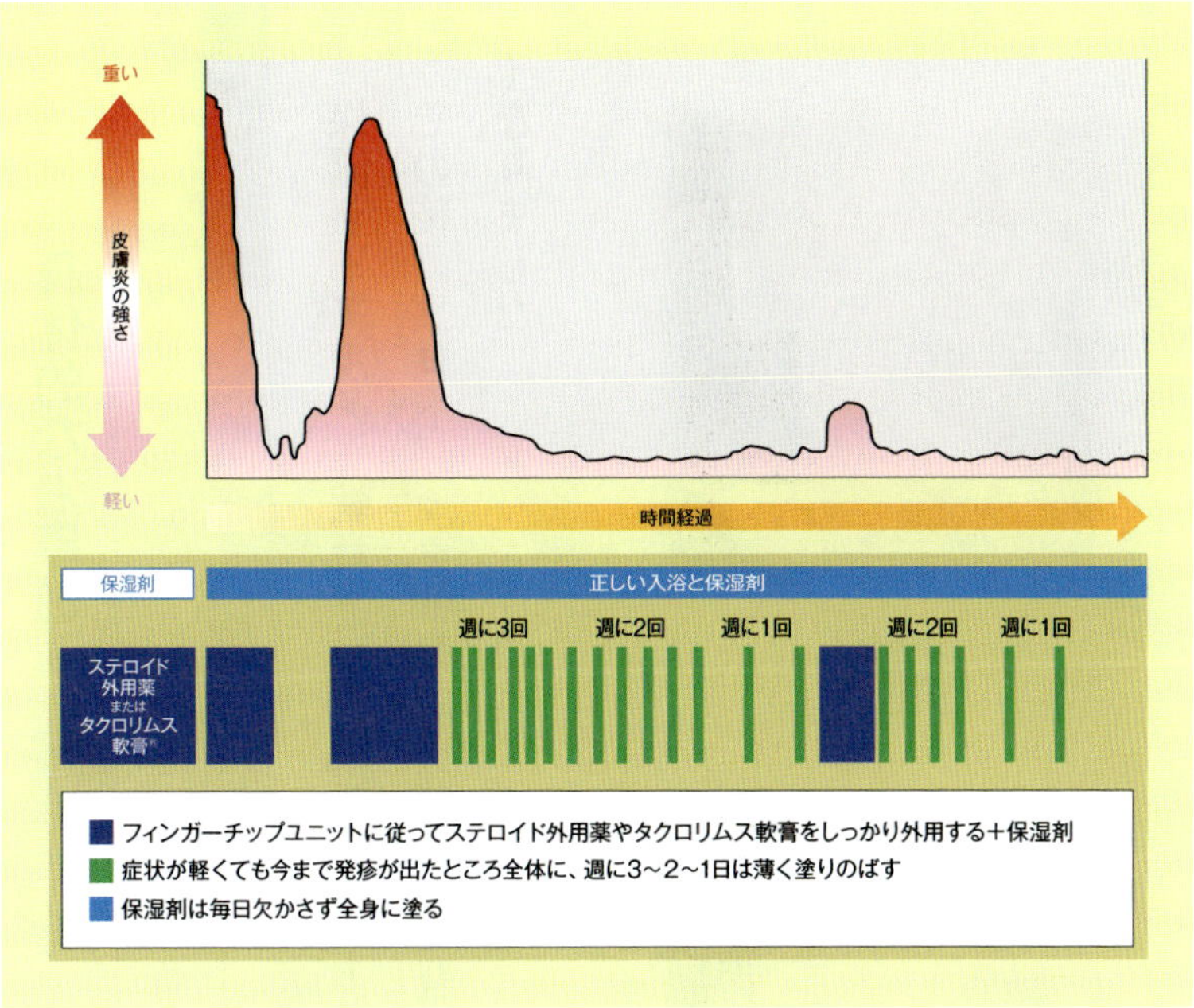

図34　アトピー性皮膚炎のプロアクティブ療法

具体的な治療例

症例1

保湿薬＋アルメタ軟膏®の治療前と治療1週間後。
その後、プロトピック軟膏®に移行して経過良好。1年後には再発はなくなりました。

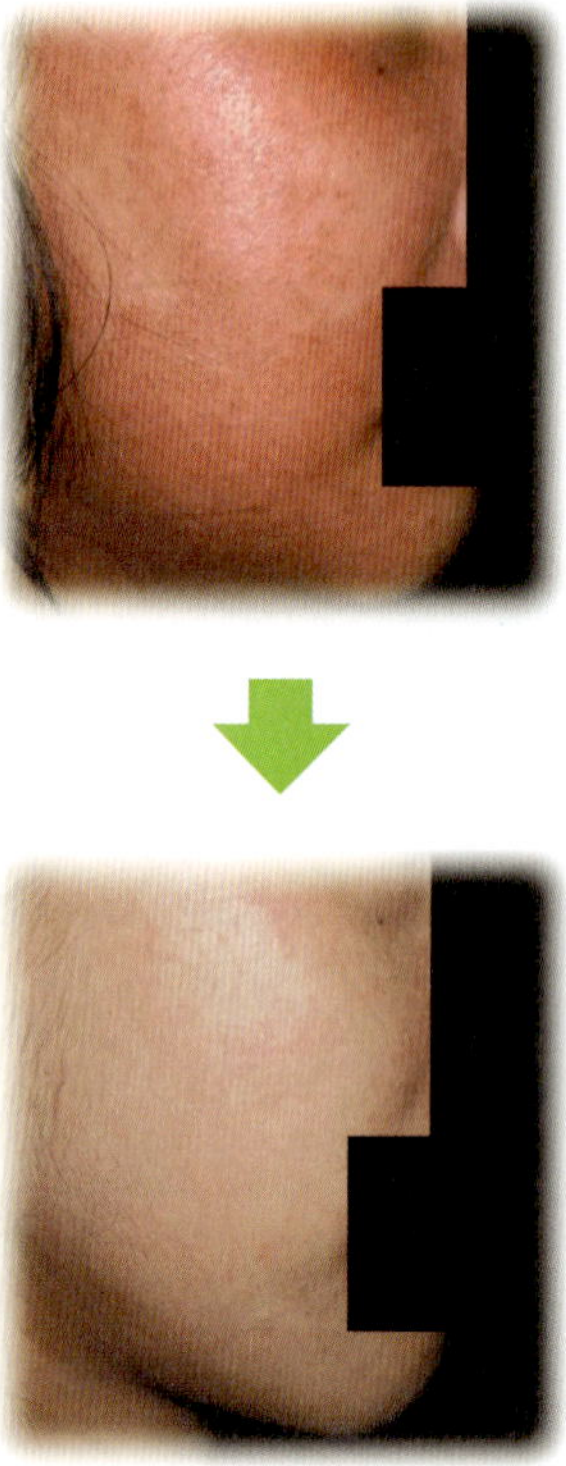

症例2

保湿薬＋プロトピック軟膏®の治療前と治療1週間後。

その後、プロトピック軟膏®の週2回外用で経過良好。その後、転居されて詳細不明。

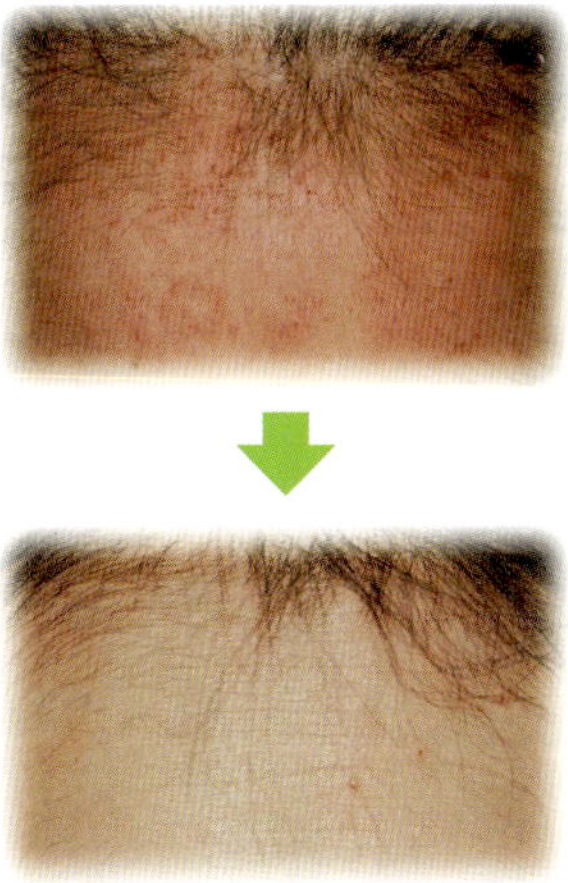

症例3

小児例。保湿薬＋ロコイド軟膏®の治療前と治療1週間後。

その後、プロトピック軟膏®に移行して経過良好。2年後には再発はなくなりました。

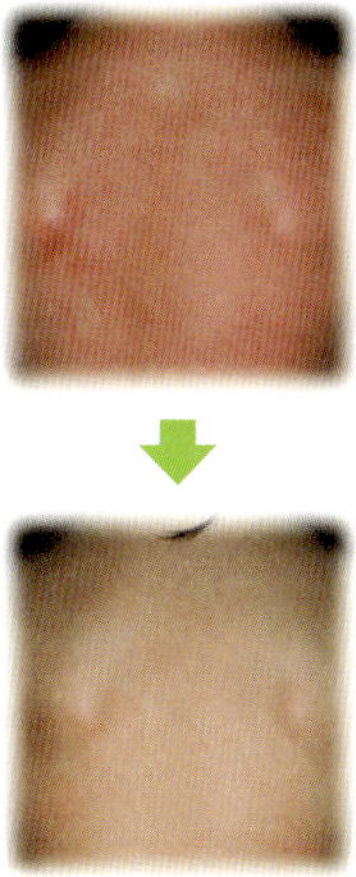

症例4

プロアクティブ治療を行った小児の重症例。

保湿薬＋リンデロンV軟膏®（全身に毎日10g使用）を2週間外用し、軽快後、プロアクティブ治療を開始しました。保湿薬を毎日外用、リンデロンV軟膏®を隔日外用、4週後よりリンデロンV軟膏®週2回外用へ移行。リンデロンV軟膏®の外用にあたっては、炎症が治まった部位も含めて、これまで症状が出現していたすべての部位に外用するようにしました。しかし、プロアクティブ治療の際は、フィンガーチップユニットよりも少ない量で十分に効果があるため、全身5gの使用量で十分と考えまし

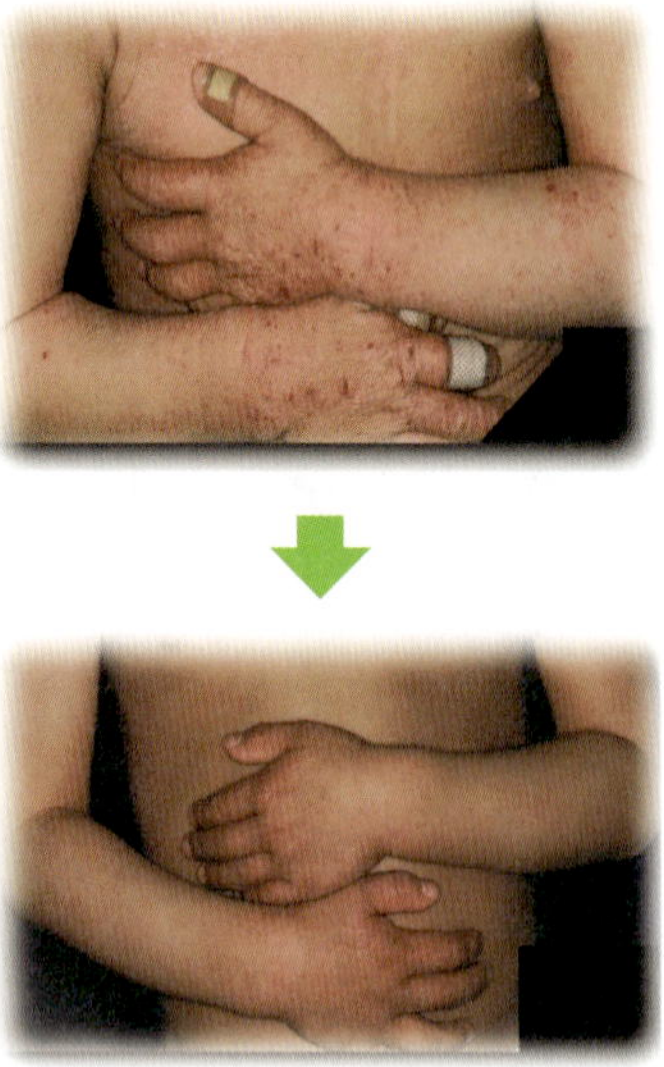

た。写真は、治療前と治療2年後の比較です。治療2年後は保湿薬を毎日外用し、リンデロンV軟膏®は不定期にかゆみが出る部位のみに外用しており、リンデロンV軟膏®の使用量は2ヵ月5g以内で良好にコントロールされています。なお、ステロイド外用薬の副作用は全く出現していません。

症例5

プロアクティブ治療を行った成人の重症例。

全身の紅斑とかゆみ（紅皮症）で来院。保湿薬（ヒルドイドソフト®）外用後、顔にはキンダベート軟膏®、頭にはリドメックスローション®、顔・頭以外にはアンテベート軟膏®20gを1日2回外用しました。1週間後に赤みや皮膚の硬さが軽快したため、アンテベート軟膏®20gを1日1回1

週間、その後アンテベート軟膏®10gを1日1回1週間、その後はアンテベート軟膏®5g外用とプロトピック軟膏®5g外用を交互に行いました。その後、週2日アンテベート軟膏®、他の5日間はプロトピック軟膏®の外用へと移行しました。現在は、プロトピック軟膏®を不定期に外用することで良好にコントロールされています。

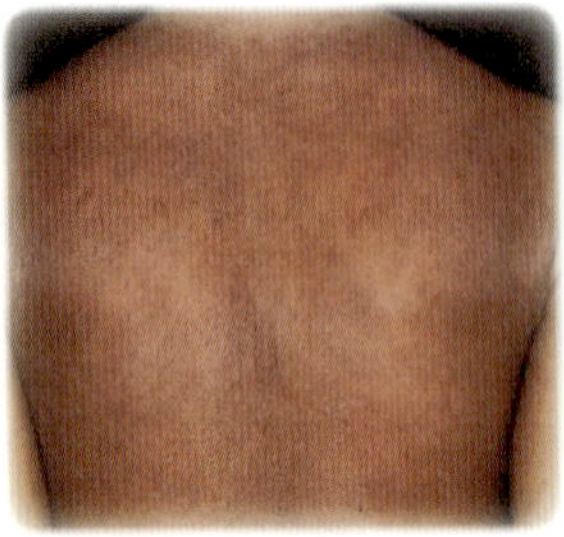
治療前

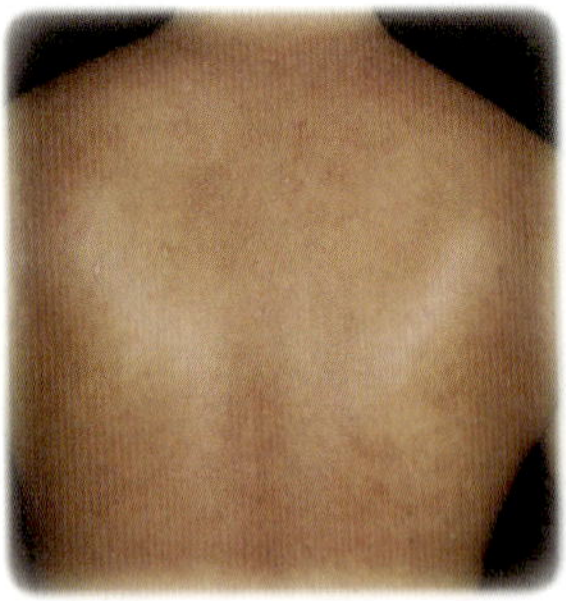
治療開始1週間後

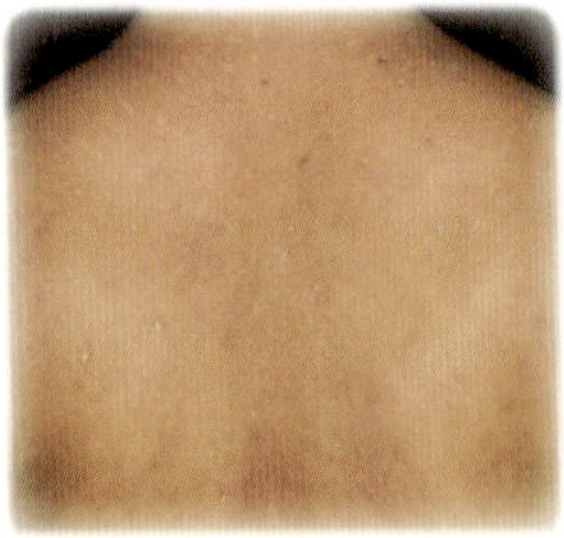
治療開始4週間後

症例6

プロアクティブ治療を行った小児の重症例。

全身の紅斑とかゆみ（紅皮症）で来院。保湿薬（ヒルドイドソフト®）外用後、頭にはリドメックスローション®、顔や体にはリンデロンV軟膏®10gを1日2回外用しました。1週間後に赤みや皮膚の硬さが軽快したため、リンデロンV軟膏®10gを1日1回1週間、その後リンデロンV軟

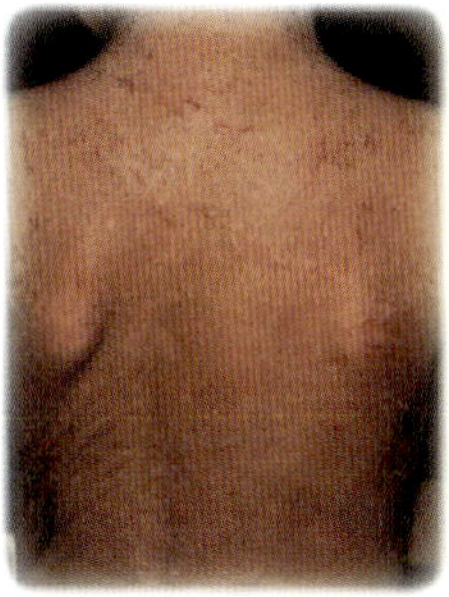
治療前

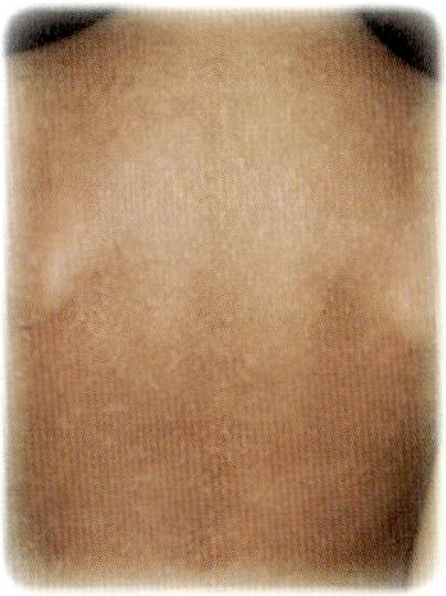
治療開始1週間後

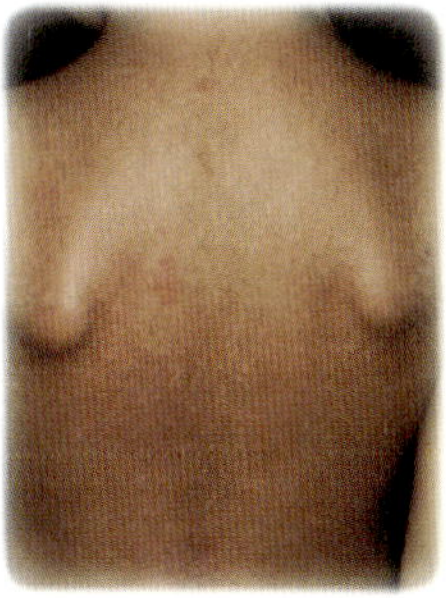
治療開始4週間後

膏®5gを1日1回1週間外用した後は、リンデロンV軟膏®5gを隔日、週2回外用へと徐々に減らしつつ、プロトピック軟膏®に変更しています。なお、色素沈着は重症の皮膚炎が原因であり、ステロイド外用薬の副作用ではありません。

症例7

プロアクティブ治療を行った小児の重症例。

全身の紅斑とかゆみ（紅皮症）で来院。保湿薬（ヒルドイドローション®）外用後、頭にはフルメタローション®、顔にはロコイド軟膏®、体にはマイザー軟膏®10gを1日2回外用しました。1週間後に赤みや皮膚の硬さが軽快したため、マイザー軟膏®10gを1日1回1週間、マイザー軟膏®5gを1日1回1週間、その後はマイザー軟膏®5gを隔日、週2回外用へと

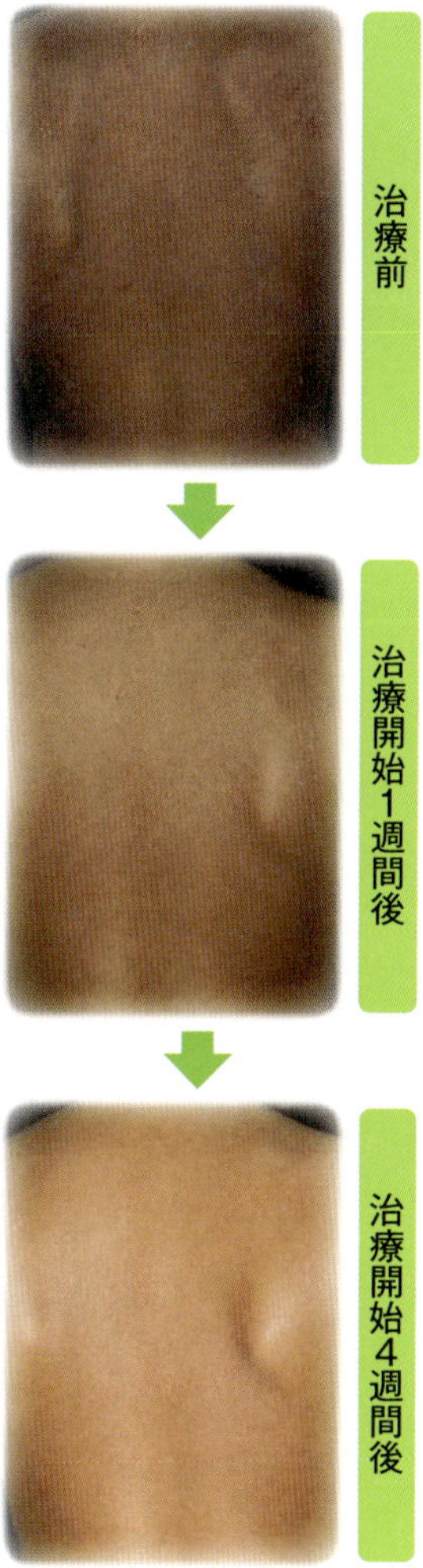

徐々に減らしました。なお、色素沈着は重症の皮膚炎が原因であり、ステロイド外用薬の副作用ではありません。

症例8

プロトピック軟膏®によるプロアクティブ治療を行った成人例。

背部の急性増悪に対し、保湿薬（ヒルドイドローション®）外用後にアンテベート軟膏®5gを1日1回4日間外用後、プロトピック軟膏®2g

1日1回外用に変更。変更2週間後より、プロトピック軟膏®1gを隔日外用、その後も外用回数を減らし、1年後はプロトピック軟膏®週1回外用にて良好にコントロールされています。なお、ヒルドイドローション®は経過中継続して外用しています。

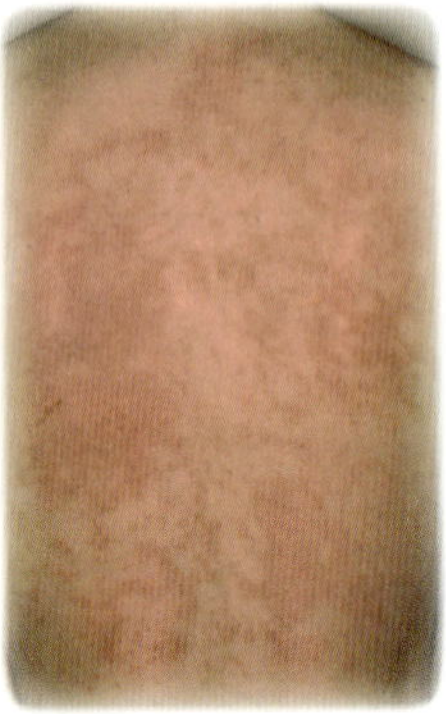

治療前

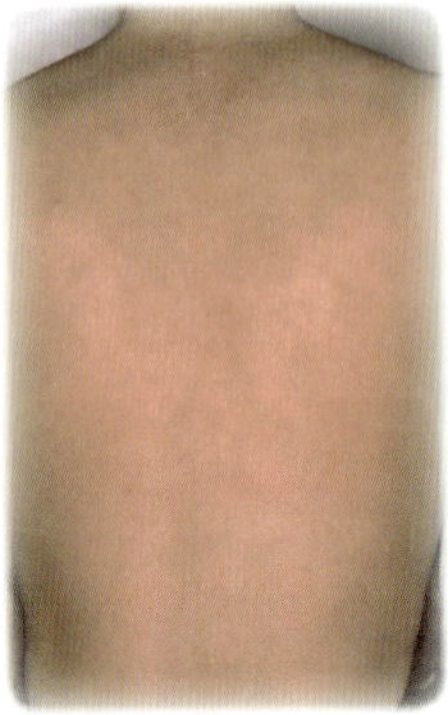

治療開始1年後

患者の視点で考える
アトピー性皮膚炎

認定ＮＰＯ法人日本アレルギー友の会

医学監修　九州大学医学部皮膚科教授
古江増隆

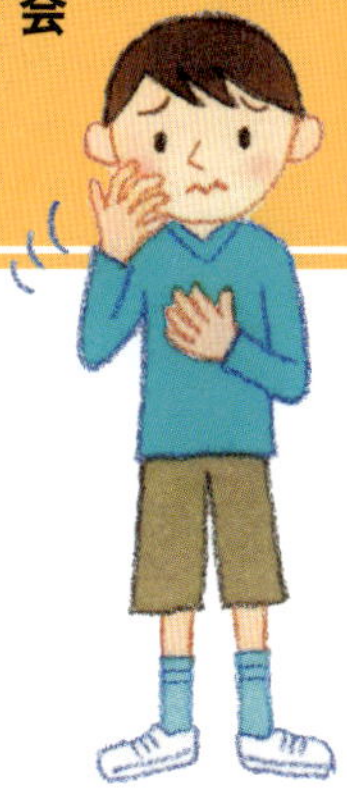

01 ステロイド外用薬を不安に思う理由

ステロイド外用薬に不安を持っている人、薬の使用を拒否している人は左記のような情報を得たり、自分で体験することにより、不安になっていることが多いようです。これらの情報が正しいのか、ステロイド外用薬による悪化した体験は、ものだったのかを検証してみましょう。

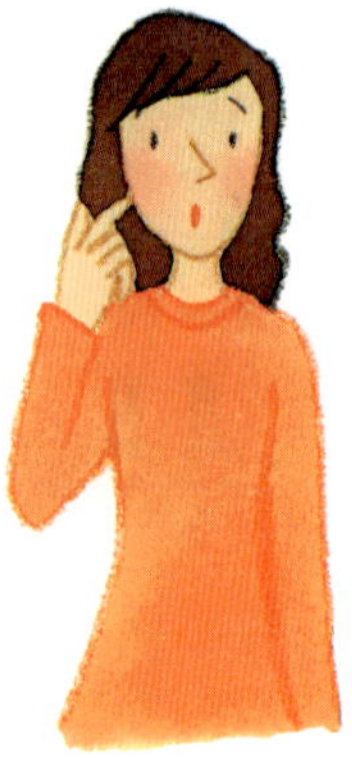

❶ ステロイド外用薬が体に蓄積されて患部も広がり更に悪化する

ステロイド外用薬が体に蓄積することはありません。外用薬は皮膚で効果を発揮し、体内に吸収されることはほとんどありませんが、血液中に入った場合でもいろいろな酵素で代謝されるようになっています。また、ステロイドが蓄積することで患部が悪化したのではなく、適切な治療がされなかったために患部が広がったことが考えられます。

❷ステロイド外用薬を塗れば塗るほど皮膚が黒く、固くなる

ステロイド外用薬を塗ることで皮膚が黒く、固くなることはありません。適切な治療をせずに炎症を長引かせることにより、色素沈着がおこり皮膚が黒くなったり苔癬化といってゴワゴワとした固い皮膚になることがあります。

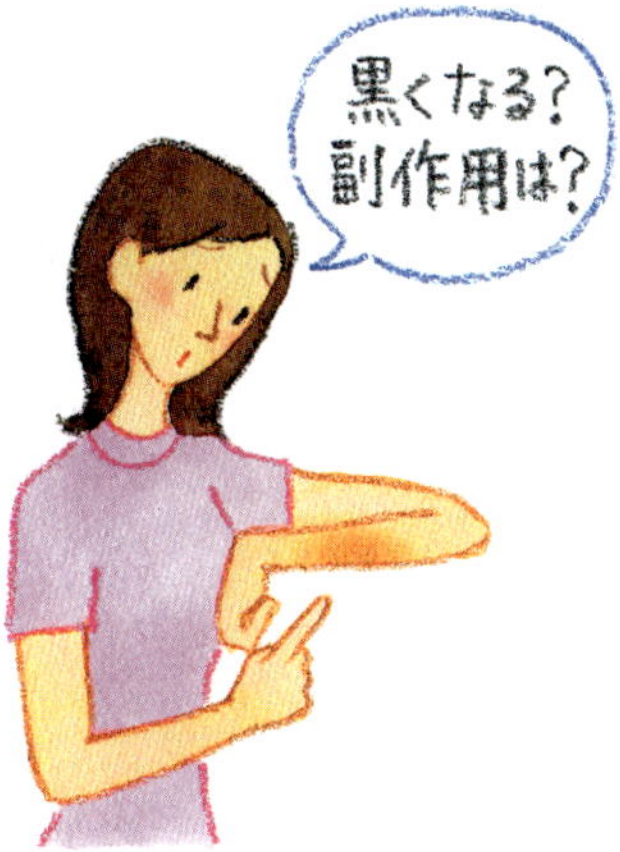

❸長期間使っていると慣れてきて強いランクの薬でも効かなくなる

どんなに長く使ってもステロイド外用薬が効かなくなることはありません。皮膚の炎症の強さに合ったステロイド外用薬を使わないと塗っても効かないと思うことがあるかもしれません。主治医に患部を見せ、適切な強さのステロイド外用薬を使うことや塗り方をチェックしてもらうことが必要です。

④ステロイド外用薬を処方されて塗るとすぐに効くので、強い薬なのではと怖くなる

すぐに効いたということは、症状に合ったステロイド外用薬が処方されたということで、強い薬だということではありません。すぐに効いたからとやめてしまわず、医師から指導された期間はきちんと塗り、良くなったら薬を変えられるのか、受診して確認しましょう。すぐに効いたということは適切な治療を受けているということですので安心してください。

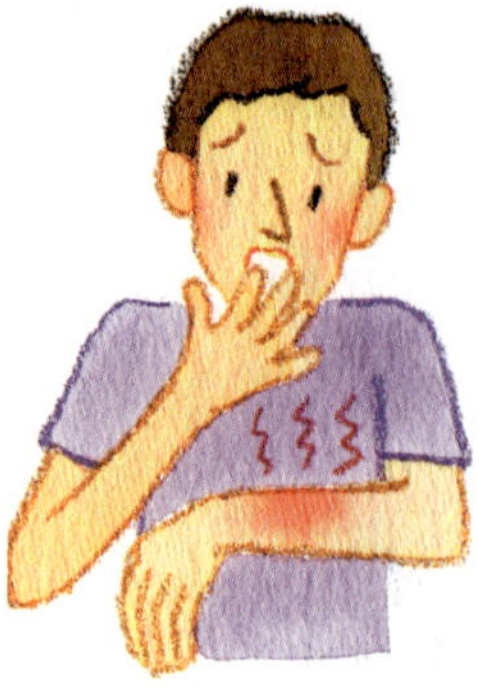

⑤副腎機能を抑制し、内臓疾患を起こす

ステロイドの内服を長期間使うことで副腎機能を抑制することはありますが、外用薬を主治医の処方通りに塗って副腎機能の抑制を起こすことはありません。ステロイド軟膏を塗ることで、皮膚から吸収され血液中に検出されるステロイ

ドの量はきわめて微量で、検出できないこともほとんどです。腸管から直接吸収される内服のステロイドとの大きな違いです。内服の副作用と混同している情報もありますので注意してください。

⑥アトピー性皮膚炎はステロイドが原因でなる病気と本で見た

アトピー性皮膚炎はアトピー素因と言われる体質とバリア異常により発症します。ステロイド外用薬が原因でなる病気ではありません。アトピービジネスの本などでこのようなことが書いてあることがありますが、全くの誤りです。

⑦やめると「リバウンド」が起きてひどい状態になる

ステロイド外用薬を使って皮膚の炎症を抑えている途中でステロイド外用薬をやめてしまうために、炎症がぶり返して以前よりさらに悪化したように思うことを「リバウンド」だと思っている人がいます。皮膚の下の炎症までしっかりと治療してからやめると、すぐに悪化するということはありません。

❽「長期連用は良くない」と言われるが、医師はステロイド外用薬を出すだけ

皮疹の状態によりステロイド外用薬を使う期間はさまざまです。医師は皮疹を見てステロイド外用薬が必要と判断して処方しています。薬の強さや副作用の心配があれば主治医に確認してみましょう。

❾ステロイド外用薬を使うと一生やめられなくなる

一生やめられなくなるということはありません。適切な治療をすることで良くなり、やめられるようになった人はたくさんいます。ステロイド外用薬を使って炎症が取れれば使う必要はなくなり、保湿剤だけでコントロールすることもできるからです。ただアトピー性皮膚炎はまた炎症が出てくることがありますのでそのときはまた必要な期間使う必要があります。

⑩ステロイド外用薬を否定する療法を勧める販売業者からの情報

アトピー性皮膚炎に良いとされる商品を販売する業者がまだ存在します。アトピービジネスといわれるもので科学的根拠のない商品や治療法を勧めるものばかりです。このようなものにお金を使うことなく、標準治療をすることが良くなるための早道です。

⑪ステロイド外用薬を使わない治療をする医師の意見

独自の治療法を推奨し、理論的に説明している医師がいますが、正しい根拠に基づいている治療とは言えないものもあります。医師がやっている治療だからといって鵜呑みにすることなく、皮膚科専門医の標準治療を行いましょう。

02 ステロイド外用薬への不安を持つ人へのメッセージ

医師からのメッセージ

九州大学医学部皮膚科教授　古江 増隆

患者さんは医者ではありませんので、ステロイドは怖い、副作用が強い、一度使ったら一生使わなければならない、悪魔の薬だ、などといううわさや口コミを聞いて、不安にならない人は一人もいません。怖いですし不安になるのは当然です。しかし、ステロイドはアトピー性皮膚炎だけに使われている薬ではありません。アトピー性皮膚炎以外のさまざまな皮膚炎や皮膚病はもとより、リウマチや膠原病などの自己免疫性疾患、喘息や鼻炎などのアレルギー疾患、いろいろな抗癌治療、その他のさまざまな炎症性疾患のほとんどでステロイドが使用されています。アトピー性皮膚炎と同じく、ステロイドを使用しなければならない他の病気もほとんど慢性の病気ですので、ステロイドの使用は長期になります。ではどうしてアトピー性皮膚炎だけ、ステロイドを使いたくないという患者さんが多いのでしょうか。誰かがいいふらしているのでしょうか？　何か目的があるのでしょうか？　私にもわかりません。ただうわさがうわさを呼ぶ、風評被害みたいになっているのは事実です。もちろん、副作用がない有効薬は存在しません。ステロイドにもいろいろな副作用があります。

ステロイドが初めて臨床に用いられたのは１９４９年のことです。リウマチの患者さんに筋肉注射して劇的に効果があったことが報告されています。外用薬として初めて用いられたのは１９５２年のことです。つまりすでに60年以上の歴史がある薬で、過去の薬どころかいまだに第一線の治療薬なのです。それだけ病気の治療には欠かせない薬ですし、一方でステロイドの副作用は医師によく知られています。内服すると腸管から吸収されて血中濃度があがりますので、全身性の副作用（肥満、糖尿病、骨粗鬆症、胃炎など）が発現する危険性があります。ですから、長期に内服する人は、体重、血糖、骨密度などの検査を行い、これらの副作用をある程度予防できる治療薬も一緒に内服します。

外用薬は皮膚に直接塗りますので、血中にステロイドがほとんど入らず、内服するよりもずっと全身性の副作用は少なく安全です。しかも皮膚に直接塗るので、治療効果は高いです。そのため、塗るのはとてもめんどうだしべとべとして嫌なのですが、皮膚病の治療では内服よりも外用薬が中心となります。内服ステロイドは全身病では1日に10錠飲んだりすることもあります。1日に1錠を毎日飲むと、やはり3ヵ月くらいすると副作用の兆しが表れてきます。2日間で1錠あるいは3日間で1錠になると、ほとんど副作用が認められなくなります。

皮膚からのステロイドの吸収ですが、塗ったステロイドの3％程度しか吸収されません。ですから、ステロイドの内服1日1錠と同程度の副作用の発生には、3群のステロイド外用薬を1日およそ20g塗ることになります。実は、20gの外用量はちょうど成人の全身の面積を塗る適量になります。一般にアトピー性皮膚炎患者さんの重症度をみると、軽症が80％ぐらい、中等症が15％ぐらい、重症・最重症が5％ぐらいです。重症・最重症の患者さんでは1日に20g外用することはよくありますが、軽症や中等症の患者さんではあり得ません。このように全身性の副作用は、ほとんどの場合無視していただいてかまいません。

ステロイド外用薬でみられる副作用は皮膚局所の副作用です。「多毛」、「皮膚が少し薄くなる」が最も高頻度の副作用になります。これらの局所性副作用は、ステロイド外用量が少なくなると、6ヵ月で50％程度が再び回復することがわかっています。もちろん、「皮膚が少し薄くなる」のを通り越して、「皮膚がとても薄くなる」患者さんもおられます。ですから、慎重な観察が必要です。

もちろん、このような副作用ばかりを気にする前に、どれだけ治療効果があがったか、かゆみがなくなったか、のほうがずっと大切です。治療効果がはっきりでてかゆみがなくなってくると、ステロイド外用薬の使用量は少なくなり、それだけ副作用も少なくなるという好循環になるからです。

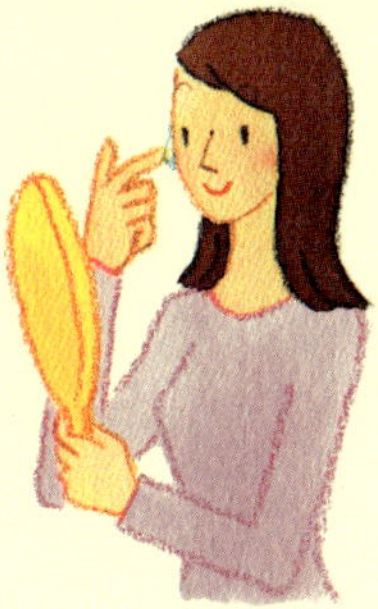

患者会からのメッセージ

認定NPO法人日本アレルギー友の会　丸山 恵理

私は幼少期にアトピー性皮膚炎を全身に発症し、現在までステロイド外用薬などの外用薬を使ってコントロールしてきました。現在も全身に皮疹はありますが、外用薬を適切に使うことによって日常生活に支障がない状態になっています。仕事も続けていますし、休日には日本アレルギー友の会でボランティア活動をしたり、趣味の自然ウォーキングや海外旅行に行ったりと普通の生活を送っています。

当会の療養相談にはステロイド外用薬に不安を持って使っているためになかなか良くならない、息子が治療を拒否してひきこもりになっているなど悲痛な相談が多数寄せられています。

アトピー性皮膚炎は難病ではなく、外用薬を正しく使うことで普通の生活ができる病気です。

ステロイド外用薬に関するさまざまな情報により不安を持っている方も多いと思いますが、治療を拒否したり、どうせ治らないからとあきらめてしまっては、せっかくの人生が台無しになってしまいます。外用薬を上手に使ってアトピー性皮膚炎があっても自分らしい素敵な生き方にしてみませんか。当会の会員も良くなって新しい道を切り開いていったり、結婚・出産を経て幸せな人生を歩んでいる人がたくさんいます。

さあ、あなたも標準治療でアトピー性皮膚炎をコントロールし、新たな自分らしい生き方をしてみましょう。

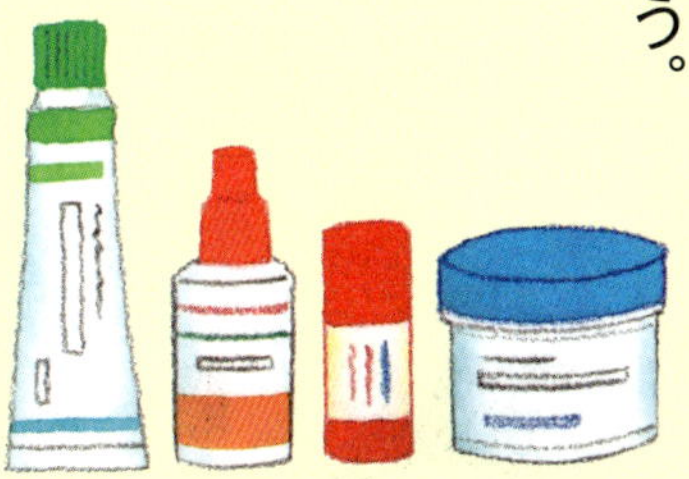

体験談

「間違った情報に振り回されて」

埼玉県　N．N

私は1歳の頃よりアトピー性皮膚炎と診断され、除去食中心の治療を行う病院に通っていました。そこでは除去食が積極的な治療法で、薬物治療は消極的とされていました。この治療を小学3年頃まで続けていたのですが、ステロイド外用薬に対する不信感から両親は病院通いを中止し、知り合いにすすめられた健康食品を摂取して治すという方法に変えました。この食品を摂取してすぐ、症状は劇的に悪化し、体から膿や浸出液が大量に出て、まぶたも開けられなくなるほどひどい状態になり学校も半

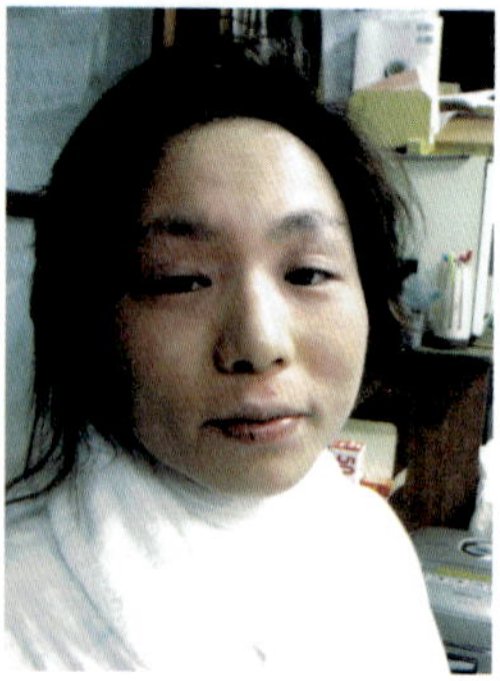

入院前に自宅にて

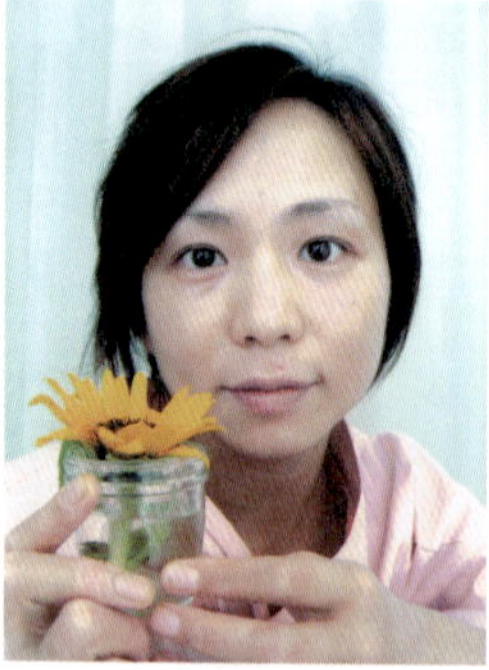

入院してから5〜6日後

年休学しました。それでも、「体の中に溜まっていたステロイドの毒が出ている」と言われ、耐えるしかない状態でした。症状は一進一退を繰り返し、小学校を卒業する頃には治り、中学、高校とアトピー性皮膚炎の症状はありませんでした。

19歳で東京の学校に通うため上京し、一人暮らしでの不規則な生活を続けるうち、夏になると部分的に湿疹が出てくるようになりました。22歳で就職するとストレスからか、少しずつ症状が悪化していきました。他の病気であればすぐに病院に行ったのですが、アトピーの場合だけ普通の病院には行けませんでした。その理由は、昔の悪化した状態を、ステロイドのせいだと強く思い込んで、病院に行けばステロイドを出されるため、怖くてどうしても行けなかったのです。

ストレスをなくして休養すれば治ると思い、結婚を機に仕事を辞めました。少しの間休養していたのですが、治る気配がなかったため、小学生のときは健康食品で治ったと思いこんでいたため、また摂取して治そうと思うようになりました。「今回は今までステロイドを使っていないから、昔のようにひどくはならないだろう」と軽く考えていたのです。ですが予想に反し、症状は昔と同じように劇的に悪化し、普通の皮膚がなくなり浸出液が大量に出て、布団に寝たきりになりました。悪化し始めてから3ヵ月ほど経った頃、ますます悪くなっていく肌を見ているうちに、疑問が湧いてきたのです。

昔のひどい状態が、それまで使用したステロイドの副作用だったなら、今回は今までステロイドは使っていないのになぜ同じように悪化するのか？　そんなときに、悪化する私の症状をそばで見ていた夫が購入してきた一冊の本を読んで、考えが180度変わります。『間違いだらけのアトピー治療』（竹原和彦〈金沢大学皮膚科教授〉著：新潮新書）という本で、今まで読んだ本の中にはなかった「アトピービジネス」という言葉があり、書かれていた内容が、健康食品会社のやり方と全く同じだったのです。驚くと同時に、今まで信じていたものが全部デタラメだったことに強い憤りを感じました。ステロイドの副作用が話題になりステロイドバッシングが激しくなった年代も私の小学生時期と重なっていました。

本を読み、ステロイドについての間違った認識も解けて恐怖心も消え、「早く普通に治療したい！」と思えるようになりました。実家に戻り、近所の大学病院を受診した結果、紅皮症と診断され、すぐに入院になりました。医師からステロイドの副作用についてきちんと説明されたため安心して治療に専念することができました。ステロイド外用薬と抗ヒスタミン薬と保湿剤を使った治療で、急速に良くなり2週間の予定でしたが10日間で退院することができました。

現在は、あの頃では想像もできないような充実した日々を送れていますが、もし夫が買ってきてくれた本を読まなければ寝たきりでひどい症状のままだったのかもしれません。それは本当に怖いことだと感じています。以前の私と同じように、間違った情報で混乱して苦しんでいる患者さんが、正しい知識を得られ、安心して治療できることを強く望んでいます。

03 日常生活での悪化要因とその対策

かゆみ対策

- 乾燥はかゆみの原因になります。特に冬のように乾燥しやすい時期は保湿剤を多めに塗ったり、乾燥したなと感じたときは一日何回でも塗る回数を多くすることでいつもしっとりした状態を保つことによりかゆみを緩和できます。
- ほてりもかゆみの原因になります。熱を持ちやすい時期（特に夏）は、ほてってかゆい部分に水をかけて冷やしたり、保冷剤などで冷やすことでかゆみが落ち着くのを待ちます。
- 掻いていると掻くことに集中してしまうため、手を使う遊びやゲームをするなど意識をそらすことで、掻くことを止めることができます。

●女性の場合は、ネイルをつけることで、はがれるのがい嫌で掻くのを止められたという人もいます。

●ストレスが溜まってイライラする→アトピーが悪くなる→見た目に出るので自信がもてなくなり思考もネガティブになるという悪循環からなかなか抜け出せなくなることがあります。イライラすると掻きたくなるものです。ストレスを抱え込まず、自分なりの不安を取り除くテクニックやノウハウを考案したり発散できる趣味や習慣を見つけることが大切です。

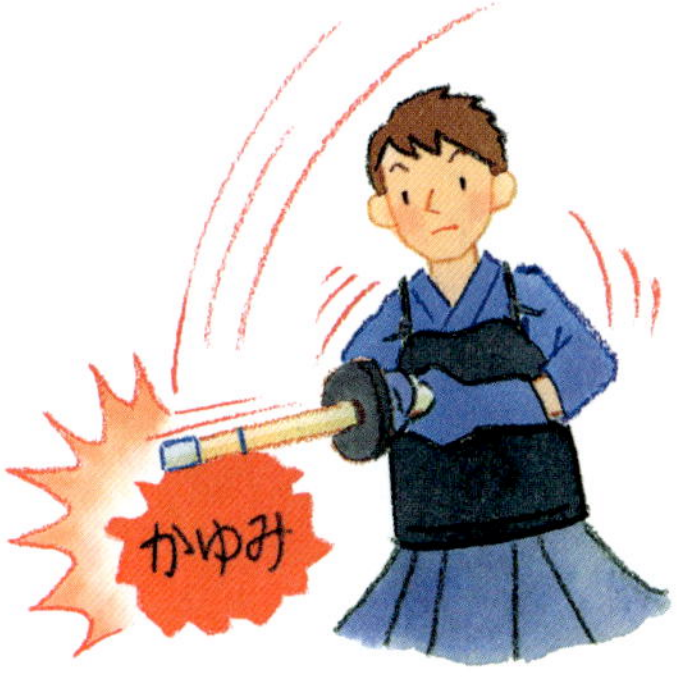

悪化要因の具体的内容と対処法

〈汗〉

ハンドタオルを持参したり、刺激のないウエットティッシュでこすらないように押さえるようにして汗を拭う。できるだけ早くシャワーや水で洗い流す。

〈日焼け〉

なるべく日陰を歩いたり、日傘を使用することで直射日光を遮る。また自分に合った敏感肌用の日焼け止めクリームを活用することで、太陽を気にせず外出することができる。

〈乾燥〉

保湿剤を携帯し、一日に何回でも塗る。

かり塗る。

〈生理前後の症状〉

生理前に悪化するなど自身の悪化する傾向を把握し、悪化する前に薬をしっかり塗る。

〈ダニ、ホコリ（部屋、布団、じゅうたん）〉

なるべく畳やじゅうたん敷きではなく、フローリングの部屋にする。週に1回以上は掃除を行い、掃除機だけでなく、フローリングなどではウエットシートや雑巾も活用する。

布団は羽毛や羊毛の綿ではなく、ダニがつかないポリエステル綿が良い。布団は干したり乾燥機にかけるだけではダニの死骸やフンが取れないので、できれば掃除機をかけてダニを吸い込んで取る。半年に一度は丸洗いをするのも良い。

〈チクチクする化学繊維、毛素材の衣服や下着〉

品質表示をチェックし、可能であれば試着して実際の肌心地を確かめてから判断する。

〈シャンプー、リンス、入浴剤、化粧品〉

炎症がひどいときは敏感肌用など肌に優しいものを選び、自分に合う・合わないを見極め、正しい使い方を覚える。使用可否や回数について不安があれば、皮膚科医に相談する。

〈食物〉

食物アレルギーがあったり、食べて悪化するものがないかぎり制限することで逆にストレスになることもあるので、辛いもの、お酒など自分の悪化するものを把握できていれば制限する必要はない。

〈体が熱くなる状況（入浴後のほてり、日に当たる、ストーブの当たりすぎなど）〉

保冷剤を使って、かゆい部分や脇の下や首筋を冷やす。衣服で体温調整をする。夏場は水シャワーを使う。

〈季節の変わり目（秋→冬、春→夏）〉

花粉、暑さ、乾燥、変化自体が身体面にも精神面にもストレスになることを理解する。

自分の悪化するパターンを把握し早めに対処する。

〈精神的不安〉

ストレスを発散できたり、不安を忘れられる趣味を持ったり、70％主義で深刻に考えず、受け流す考え方を身につける。柔軟な考え方になると不安も薄れる。

〈疲れや睡眠不足〉

慢性的な疲れや睡眠不足は悪影響を及ぼすので、なるべく早く寝る、寝る前にストレッチやマッサージをしてリラックスするなど自分の生活でできる対策を考える。

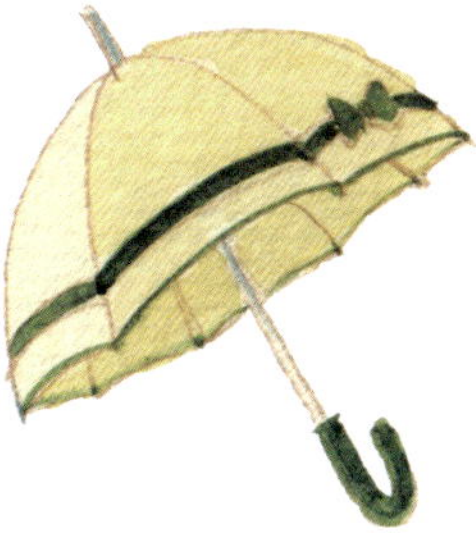

敏感肌用のスキンケア用品・化粧品

ドラックストアなどでいろいろな種類が出ていますので、自分に合うものを選んでみてください。通信販売などで特殊なものを買うより、大手メーカーの製品のほうが安全です。

【例】

花王……………………キュレルシリーズ
資生堂…………………dプログラムシリーズ
常盤薬品工業…………ノブシリーズ
アクセーヌ……………敏感肌用シリーズ

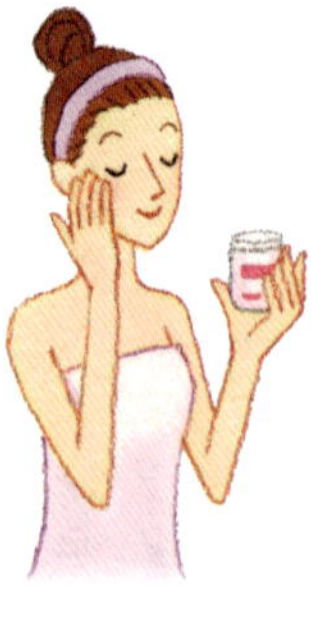

ワンポイントテクニック

【化粧】

アトピー性皮膚炎があるからとお化粧をあきらめていませんか。今は敏感肌用の化粧品もいろいろ出ていますので、サンプルを取り寄せて自分に合うものを選んでみてください。

ファンデーションが使えなくても、眉を描いたり、口紅をつけるだけでも気持ちが明るくなると思います。ここではアトピーである自分を認めつつ、それに振り回されぬような化粧や服装テクをご紹介します。

◆眉

アトピー性皮膚炎だと眉毛が薄くなりがちです。地毛がほとんどない場合は、眉尻をペンシルで描き、輪郭を作ります。それから本来眉が生えている場所をパウダーで埋めてゆきます。最後に綿棒やブラシでぼかします。

こうするといかにも「描きました」風にならないので自然に仕上がります。色は髪色よりワントーン明るめだと、表情が生きて見えます。

◆まつ毛

お湯で落ちるタイプのマスカラがおすすめです。ビューラーでまつ毛をしっかり上げてから、塗っていきます。

◆ファンデーション

症状が落ち着いてきたら、外気の刺激から肌を守るためにファンデーションをするのもいいです。顔の赤みや色素沈着がある場合、それもカバーできるので精神衛生上いいです。保湿効果があるものなどは皮膚の乾燥も防げますのでいろいろ使って自分に合うものも探してみましょう。

【服装】

◆衣類はなるべく皮膚に負担を与えない綿製品をおすすめしますが、最近は肌触りのいいポリエステルなどが登場しているので、素材が肌に合うか試してみるのも良いでしょう。

夏は通気性が良く、肌に汗を残さない機能肌着も良いですし、衣類はあまり肌に密着しないTシャツなど軽くて涼しいものが良いでしょう。

冬は脱着のしやすいパーカーやカーディガンが、暖房で暑いときに温度調整がすぐにできていいです。セーターは肌触りが綿に近いちくちくしない素材のものを選ぶか、下にYシャツやTシャツを着て首に直接セーターが当たらないようにすれば首元のワンポイントにもなります。

◆年間を通して黒っぽいものよりも明るめのものを着たほうが身体からむけた皮が目立たなく、気分がいいです。はっきりとした派手目な色やテキスタイルもおすすめです。そういうものを着ると、自然と気分が明るくなり、おしゃれが楽しくなります。

【日常生活でのストレス対処法】

まずストレスが原因で症状が悪化していることに気づくことが大切です。治療を一生懸命にやっているのに、良くならないというときは自分では気づかないうちにストレスを抱え込んでいることがあります。生きていくためには、ストレスからは逃れられることはできません。自分なりの対処法を会得し、ストレスがあっても上手に乗り越えていくコツを覚えていくことが大切です。ご自身の生活の中で、好きなこと、ひとつのことに集中することで嫌なことを忘れてしまうことなどを見つけていってください。

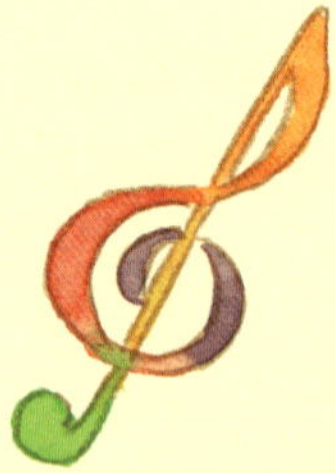

ストレス解消法

いろいろな方にストレス解消法を聞いてみました。自分もやってみようかなと思えることがあったらまずはチャレンジしてみてくださいね。

- マラソン・山登り・ウォーキング・ダイビング・スポーツジムなど、体を動かすことでリフレッシュできます。
- 物作り、読書、絵を描く、パズルなど好きなことに没頭する。
- 家族や友人との気軽なおしゃべり
- 海を見に行く、旅行に行くなど日常生活から離れてみる。
- 緑の多い公園や自然の中で花を見たり清流の音を聞く。
- 旅行を予約して旅の計画を立てるのも楽しめる。
- 好きなミュージシャンのＤＶＤを見る。
- 好きなゲームをする。
- 同人誌のイベントに行く。
- 好きなものを買い物しに行く。
- 映画を見に行く。

04 アトピー性皮膚炎と向き合うために

皮膚の症状をどう受け入れるか

アトピー性皮膚炎は皮膚の症状があるため、他人と比べて、皮膚の状態に劣等感を抱くことがあります。首の周辺など、症状が重かった部分が黒く変色することがあります。また、そんな皮膚にアトピーの症状が重なると、黒いような赤いような色が混じって、ますますひどい状態に見えてしまいます。

しかし周りを見渡し視野を広げると同じような悩みを抱えている患者さんも多いことがわかります。何で自分だけがと一人で抱え込まないでください。皮膚が黒い、赤いだけで人の価値が決まるものではありません。外見に特徴のある人でも素晴らしい人がいることを知ることが大切です。そのためには外に出て、いろいろな人と交流することでそれを実感することが必要です。また患者会など同じ悩みを抱えるもの同士で共有することで気持ちが軽くなります。

人がどう思うかばかりを気にしていて、自分の人生を台無しにしたらもったいないことです。実際、他の人は自分のことをそんなに見ていないものです。人の顔がどうなっているかを見ながら歩いている人はいません。「そんなに見たいならどうぞ」くらいの気持ちで受け流してしまう神経の図太さを持つことも良いですね。

皮膚の症状を嘆くなどアトピー性皮膚炎のことばかりにとらわれず、自分のできることや能力を発揮できる場所を探したり、自分が熱中できる何かを見つけ、それに取り組むことが大切です。

そうしていくことで自分でも達成感が得られ、自信を持つことができます。また、人から感謝をされたり信頼されたりという経験を重ねることによってアトピー性皮膚炎であることが気にならなくなる日が来ると思います。

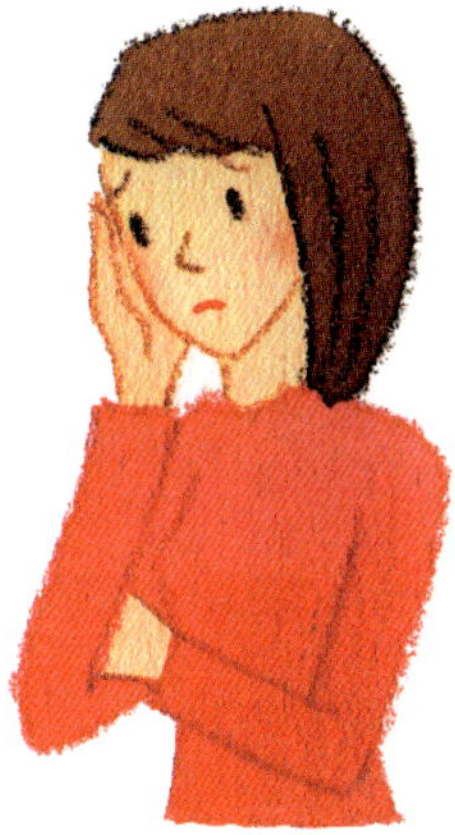

かゆみの考え方

アトピー性皮膚炎のつらさのひとつのかゆみですが掻いてはいけないと思うと余計にストレスが溜まり、気持ちが落ち込むものです。かゆい場合、皮膚へのダメージを最小限に抑えるために、常に爪を短くしておけば傷がつきにくいですし、爪を立てずに掻くなど工夫して、ストレスを溜めないほうが良いと思います。炎症がとれればかゆみもなくなるし、良くなった皮膚は多少掻いても悪化しないものです。多少は掻いてしまっても「また薬を塗って治せばいいさ」と多少の割り切りも大切です。

掻いてはいけないと医師からも言われ、それでも掻いてしまう自分を責めたり、自己嫌悪に陥る人がいます。治療をしていけばかゆみはなくなっていきます。掻いてしまう自分を責めないでください。かゆみ対策をやってみましょう。あなただけではなく、アトピー性皮膚炎を持つ患者はあなたと同じようなジレンマや悩みを抱えながら日常を過ごしているのです。

ひきこもりになっている人へ

アトピー性皮膚炎があることで、皮膚の状態を恥ずかしく思ったり、人から皮膚のことを言われて傷つき、外へ出られなくなっている人もいます。

そのような経験をした方が心情や気持ちをこのように語ってくれました。


外に出ることは、食事、花粉、発汗などによるアレルギー悪化の原因を増加させるだけであったため、できる限り家に引きこもって生活していることのほうが楽でした。しかし、楽であっても、それは決して充実ではなく、何のために自分は生きているのか、何の目的も持たずに、だらだらテレビゲームをして時間をつぶしている自分の存在は何なんだろうなどと考えていました。

また人と会うことが怖く、億劫でした。会ったとしても何を話してよいかわからない自分に自信が持てないこともあり、このままではいけないと思いつつも人が怖いということが先に立ち、家から出ることができませんでした。

このように家にひきこもり、一日中寝ていて家族とも話さなくなってうつ状態になる人もいます。精神科にも皮膚科にも行くことができず、症状の改善が見られません。

しかし、このような状態をさまざまなきっかけで乗り越えて普通の生活に戻ってきた人もたくさんいます。精神科や皮膚科を受診して適切な治療を受け、生活のリズムを取り戻すことで少しずつ家から出て散歩をしたり、家族や友人と話すことができたりするうちに就職活動を始めて希望の仕事に就いた人もいます。

今からでも遅くはありません、勇気を出して一歩ずつ前に向かって歩き出してみましょう。

家族や多くの支えがあることを知り、新しい希望の光が見えてくることと思います。

アトピー性皮膚炎を良くしていくために

【悪循環】
過度のストレスや周囲の環境（乾燥・高温）↓かゆみが増幅し掻いてしまう↓新たな傷や、傷口が悪化する↓皮膚の状態が更に悪化↓気分が落ち込み、更にストレスが増える

【好循環を回す】
傷口や皮膚がかゆくなってきた↓ステロイド薬を使用↓かゆみを抑える↓傷口が修復する↓肌の状態が改善する↓傷口の痛みや皮膚に対する気持ちが前向きになる↓今までできなかったこともできるようになる↓ストレスが軽減する

アトピー性皮膚炎を持った人の生き方・気づき 先輩からのメッセージ

- アトピー性皮膚炎の完治を人生の目標のように思っている方もいますが、治療するために生きているのではなく、より良く生きるために治療をするものだと思います。
- 受験・就職・子育てなどライフイベントで症状が悪化することがありますが、ストレスで悪化するのは仕方のないことであり慌てないで受け止めてください。
- 今やっている治療で、治らない・手詰まり感があれば思い切って医師を変えてみるのもひとつの方法です。治療や生活の環境を変えることで、違った変化が起こる。自分にとって何が良いのか悪いのかがわかると思います。
- アトピー性皮膚炎は自分で前向きな気持ちを持って積極的に治療していけば

治る病気です。どうせ治らないからとあきらめたら誰も治してはくれません。

周りの人へ自分がアトピー性皮膚炎であることを伝え、できないことがあることを理解してもらうと安心して人と交流することができます。アトピー性皮膚炎があることを隠そうとすればするほど自分がつらくなります。隠していても見えてしまうので、言ってしまったほうがお互いに気持ちが楽になります。

ダニが増える時期に布団の丸洗いをする、短時間で薬を塗る方法を編み出すなど日常生活の中で、どうしたら自分が快適に過ごせるかを工夫することが大切です。アトピー性皮膚炎があっても毎日を快適に過ごすことができるのです。

アトピー性皮膚炎があるからこそ、他人のつらさや痛みがわかるようになったり、普通に接してくれる人がありがたく感じたりするものです。それがわからない人も世の中にはいますので、自分の外見をとやかく言う人に対しては気にしないようにして、相手にしないのが良いです。

●アトピー性皮膚炎は皮膚症状であることから、他人の目を気にして他人との交流に対して否定的になりやすい傾向があります。人付き合いやコミュニケーションがとりにくいということがありますが、いつまでもネガティブに考えていても何も変わらないということもあり、良い意味で開き直ることも大切です。自身がアトピー性皮膚炎であることを明かし、それを受け入れてくれる人を見つけるしか道はないと思います。もし、そういう人を見つけられたら、コミュニケーションの喜びを実感できると思います。

●アトピー症状がある上で社会の中で人と関わっていこうとすると、いつ自分の症状のことを言われるか、いつも不安でいっぱいになります。アトピー症状のことを他人から指摘されるのは不快だし、傷つきます。しかし人間を総合的に見た場合、人生に何の問題も抱えていない人はいないはずです。アトピー性皮膚炎はたまたま目につきやすいだけです。他人の言動にいちいち振り回されるのは不愉快なので、まずは自分の価値観やアトピー性皮膚炎を超えたところでの自分の在り方を考えて、それを固めるべきだと思います。すると他人の言動にいちいち左右されなくて済みます。それに他人はアトピー性皮膚炎があってもなくてもその人となりを見て付き合っていくので、症状にとらわれなくても案外平気です。アトピー性皮膚炎の前に人格ありきです。

●自分を否定せず、自分の好きなこと、得意なことに打ち込み、自分の可能性や良いところを見つけることで、自分に自信をつけることが大切です。皮膚だけが自分ではなく、どんな考えの人なのか、どんなことができる人なのかが大切であることに気づくと思います。皮膚の劣等感から暗くなっているより、皮膚が汚くても明るい人、前向きな人は一緒にいて楽しいと思われるようになり、多くの人と交流できるようになるでしょう。

●あれができない、これもできないとできないことを数えて嘆いていても前には進まないものです。人と比べることなく自分の好きなことを見つけたり、視野を広げて別のものに目を向けるなどして、自分らしく生きることを目標にしてみると新しい世界が開かれてくると思います。

05 治療に前向きに取り組めるようになるには

アトピー性皮膚炎は良くなったり悪くなったりを繰り返す病気です。せっかく良くなったと思ってもすぐに悪化してしまうこともあり、治療の意欲が減退してしまうことがよくあります。それでも治療をしていかないとさらに悪化することになるので、なんとか継続をしているという方も多いのが現状です。そのような中で、どのようにモチベーションを維持しているのかを聞いてみました。

- アトピー性皮膚炎の病態やステロイド外用薬についての知識を得て、薬を使う意義を理解し、納得して治療をすることにより、良くなることを体験する。
- 「毎日薬を塗らないと生きていけない私」と思うとつらくなってしまいますが、「毎日薬を塗るだけで普通の人と同じように生きられる私」と同じことでも発想を変えるともっと楽に考えることができ、前向きになれる。

●良くなって達成したい目標や行きたい場所を決める。あまり大きな目標ではなく、実際にできるものにし、それに向かって努力する。

【例】

・夏に半袖を着られるように、腕だけは良くして、掻かないように気を付ける。
・顔を掻くと人に会うのがつらくなるので、顔だけは掻かない。
・普通の生活が送れるなら、それで〝良し〟とする。

●目標を達成できた自分にご褒美をあげる。

【例】

・腕がきれいになって半袖が着られるようになったので、欲しかった高い洋服を買う。

●処方薬が変わったとき、悪化したときなどに自分で「治療強化週間」を作り、1週間重点的に治療を行い、良くなる実感をつかむ。

●できないことばかりを考えるのではなく、代わりのものを考える。

【例】

・プールでは塩素に反応してしまい泳げないので、海へ行くのはどうだろう。

●薬を塗ることを、歯みがきと同じような生活のルーティーンにする。

【例】

・いろいろなところに薬と保湿剤を置き、そこへ行ったら保湿剤を塗るようにする。

●顔の皮疹が良くなってお化粧ができるようになったり、保湿剤から敏感肌用のクリームに変えることができた。薬のようにベタベタせず、容器もおしゃれで気持ちが明るくなった。この状態を維持できるように治療をしていこうと思った。

●患者会の講演会や患者交流会に参加し、同じような悩みを持ちながら治療を続けている人がたくさんいることを知り、自分もがんばろうと思った。

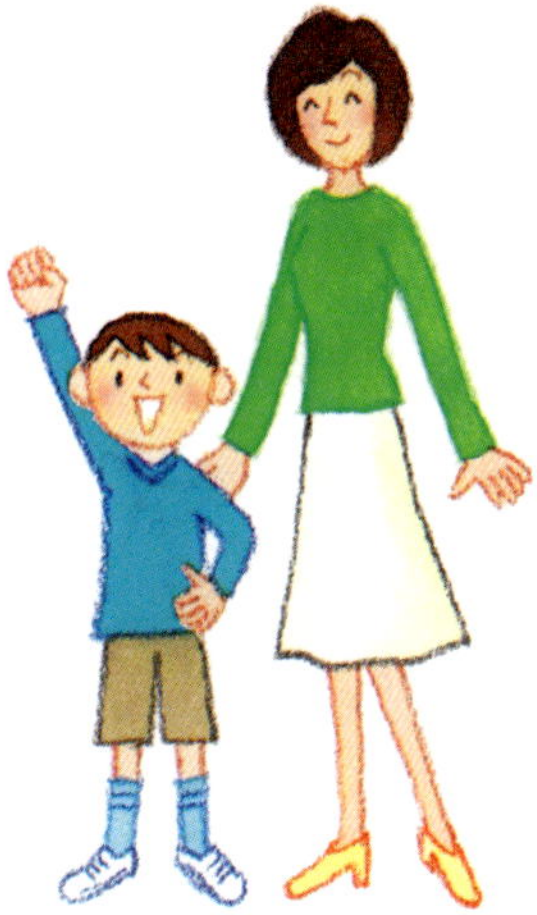

06 アトピー性皮膚炎患者の親としての対応法

●認定NPO法人日本アレルギー友の会への相談は10歳〜40歳の患者さん本人よりも親御さんからの相談が多いのです。患者さん本人はステロイドを拒否していたり、ひきこもりやうつ状態で電話に出られないという方も多いからです。また別居している子供と久しぶりに会ってアトピー性皮膚炎がひどくなっていることにびっくりして相談をしてきたという方もいます。そのような方には次のようなアドバイスをしています。

【乳児から小学生くらいまでのお子さん】

かゆがったら「わかったよ」という意味で軽くたたいてあげたり、保湿剤を塗ってあげたりしてあげてください。幼少期から「アトピー性皮膚炎があってかわいそう」と言い続けることによって自分はか

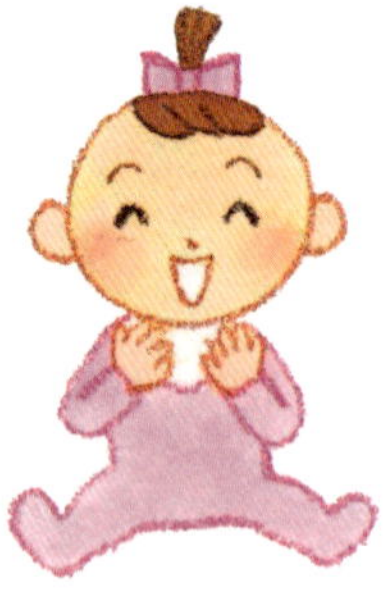

わいそうな人間なのだと思ってしまいます。「アトピー性皮膚炎があっても関係なく、大切な存在だ」ということを抱きしめるなどして伝えてあげてください。

自分に自信を持つことによって劣等感が軽減されます。

【中学生から20歳代くらいまでのお子さん】

皮膚の症状がとてもつらい年代です。何で自分だけがこんなつらい目にあうのかと自問自答する毎日だと思いますので、否定することなくその気持ちを受け止めてあげ、治療をすることで良くなると希望をもたせてあげてください。心配になるとは思いますが顔を見るたびに良くなった、悪くなったという言葉は逆効果です。腫れ物にさわるようにオドオドと接することなく、普通に接してあげ、良くなったら一緒に喜ぶだけで十分です。家族だけは自分を許容してくれると思えるだけで安心することができます。アトピー性皮膚炎であること、その中でどう自分が生きていくべきかをお子さん自らが見つけるのをサポートしてあげましょう。

当人の意思を尊重して、遠くから見守るだけでも当人は嬉しいものです。

【30歳代以降のお子さん】

幼少期よりいろいろな治療をやってきても治らないとあきらめてしまっている方が多いのです。またインターネット等よりいろいろな情報を得て、何が良いものなのかわからなくなってしまっている方や脱ステロイドになり、かたくなになって治療をこばんでいる方もいます。つらいと訴えてきたらあきらめず自分で積極的に治療をしていけば今からでも良くなるチャンスはたくさんあることを伝えてあげてください。

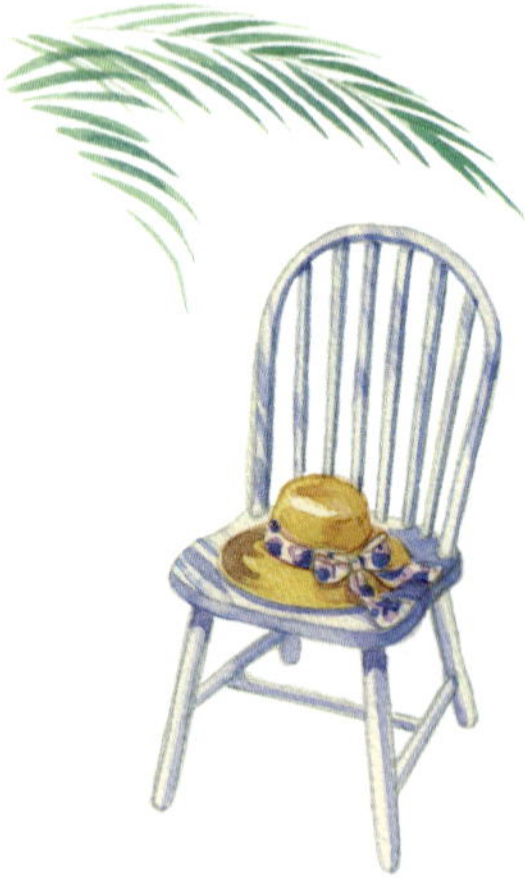

07 医師とのコミュニケーション

慢性疾患であるアトピー性皮膚炎は良くなったり悪くなったりを繰り返しますので、長期間にわたり受診する必要があり、医師とのコミュニケーションが治療効果にも影響を及ぼします。しかしお互いの考えが理解できずに治療に支障が出ている場合もあります。正しい受診の仕方を含め、医師とどのようにコミュニケーションをとっていったら良いのかを考えてみましょう。

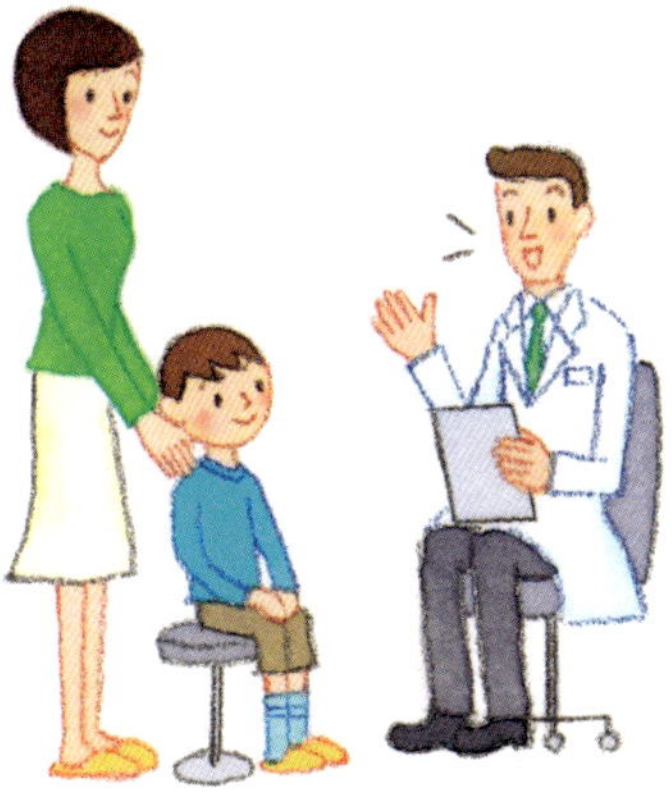

医師と患者の思い

	治療目標	治療
医師	●日常生活に支障がない程度寛解 ●ずっと付き合っていくしかない。	●ステロイド外用薬を処方しても患者は塗らない。
患者	●体質改善し、一日も早く皮疹の出ない状態になりたい。	●ステロイド外用薬は怖いのでできれば塗りたくない。

　このように医師と患者で治療目標や治療方針に相違がある場合、お互いに不満を持ったままだと納得のいく治療ができていない場合があります。そこでお互いに話し合い、理解をしていくために次のような話し合いをしていくのはいかがでしょうか。

治療目標

医師から

　アトピー性皮膚炎は遺伝子の異常によるバリア機能不全によるものなので、体質自体を変えることはできませんが、良い状態を保つことによって、日常生活に支障がない程度に改善することができます。皮疹が出てくることもありますが、その都度治療していけばそんなに悪化することなく保つことができます。

患者から

体質から変えることはできないのですね。でも今のように全身がひどい状態が続くと気持ちも落ち込みますし、仕事もできなくなってしまうので、日常生活に支障がない程度にまずはなりたいです。ずっと付き合っていくと思うとつらいですが、今より良くなればいいかなと思います。

医師から

ではまずは今のひどい炎症を抑えて、仕事に行けることを目標に治療していきましょう。

治療

医師から

ステロイド外用薬は50年以上の使用実績があり、作用も副作用もわかっている安全な薬です。外用薬で副作用が出ることはまずありませんが、診察の都度チェックもしますので、今の皮疹を良くするために、処方した薬を朝晩2回きちんと塗ってください。

患者から

診察のときに皮膚をチェックしていただければ、副作用の心配もないのですね。どんな副作用が起きるか不安だったのですが、先生に診ていただければ安心です。今の状態はつらいので、まずは先生のいうとおりにやってみようと思います。どこに何を塗れば良いのか教えてください。

医師から

では今日処方する薬の塗り方を説明しますね。良くなったら薬の量も減らせますので、最初はベタベタするかもしれませんがたっぷりと塗ってみてくださ い。これで良くなったらその状態を保つために保湿剤に変えることもできますのでがんばって治療していきましょう。

良い診療の受け方

良い医師とは

当会へ「良いお医者さんを紹介してください」というお電話がよくありますが、「良い医師」というのは皆さんそれぞれ違うのです。テレビや雑誌に出ていた有名な先生にかかれば治るというものでもありません。慢性疾患であるアトピー性皮膚炎の主治医はご自身が質問しやすく、それに対して納得できる回答があり、信頼関係を構築して治療していける主治医が一番です。どのような先生なのか、どのような治療をするのかはかかってみないとわかりません。まずはご自身が通院しやすい、皮膚科専門医のいる病院やクリニックに行って診察を受けてみて相性が合うか、納得のできる治療をしてもらえるかなどを確認してください。

診察を受けるときのポイント

アトピー性皮膚炎の診察では、患部を見せることが大切です。皮疹の状態を医師が確認することによって重症度を判断し、適切な外用薬を処方することができるからです。またステロイド外用薬の副作用も皮膚に出るものがほとんどなので、医師に副作用の確認をしてもらうことで安心して使うことができます。また、次のことに留意し、医師とのコミュニケーションをよくして、納得のできる治療を受けましょう。

●処方された薬の塗る場所・塗る期間・塗る回数を説明されない場合は患者から聞く。
●ときどきは医師に実際に塗ってもらい、塗る量や塗り方を確認する。
●診察室に入ったら、きちんと声に出して挨拶する。終わったらお礼を言う。
●医師はいつも忙しいことを頭に入れて、脱げる衣服は診察前に脱いでおくなど効率よく診察を受ける。
●初診には時間をとる医師は多いが、再診では短時間の診察で同じ薬になってしまうことが多いので、見てほしい箇所や薬を変えてほしいときは積極的に話す。
●必要な薬は、あらかじめメモにして渡すと診察の時間短縮になり、聞きたいことのための時間がとれる。
●毎回、全身を見せるのは好ましいが、難しい場合は、一番悪いところは最低限見せて診断してもらう。

- 「今日はここ1点！」というところを絞って、困ったことのみをしっかり聞く。時間があれば2~3点をメモにした中から選んで聞く。
- 外用薬の治療を続けていても良くならない場合は、入院治療や免疫抑制剤の内服の使用など、新しい治療法を自分にできるものか患者からも聞いてみることも必要。
- 医師になかなか聞けない場合は、看護師や薬剤師にも積極的に聞く。また、薬剤師さんにこう言われたけどどうかと医師に確認する際に他の人を出すと聞きやすい。
- 機嫌を損ねないように気を使って通院するより、専門医はたくさんいるので、自分の納得する説明、適切な治療をしてくれる医師を探すことも良い。
- 医師も人間です。最初から怖そう、冷たそうと判断することなく、お互いが理解し合えるような関係を作っていくことも大切です。

かゆみ日誌

医師の前に出ると緊張してしまい、今までの経過や聞きたいことが話せなくなってしまうという方は「かゆみ日誌」を書いて、そのまま医師に見せると効果的です。症状の変化や「顔がひどくて外へ出るのがつらい」などのそのときの気持ちも書いて見せると医師にわかってもらいやすいです。

アトピー性皮膚炎の皮膚症状は毎日変化し、次の診察までに体のさまざまな部位に、いろいろな症状が起こります。体のどの部分がどんなときにどのように悪化したのかを記録し、診察の際に主治医に見せましょう。悪化したときの状況を記録することにより、悪化原因も特定できますし、同じような症状になったときに自分で対処することもできます。かゆみレベルはそのときのかゆみが今まで体験したかゆみと比べてどの程度のものかも自分の感覚でよいので1から10段階で表して記入してください。

記入例

年月日	○○. ○○. ○○	△△. △△. △△	□□. □□. □□
かゆみレベル	4	8	3
悪化したところ（色を塗ってください。炎症の強いところは濃く　部位ごとに塗った薬も）	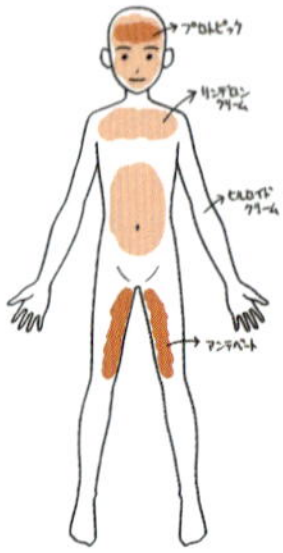 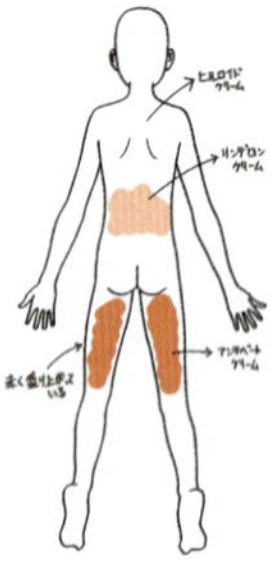	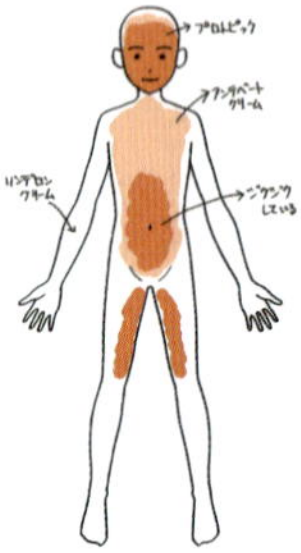 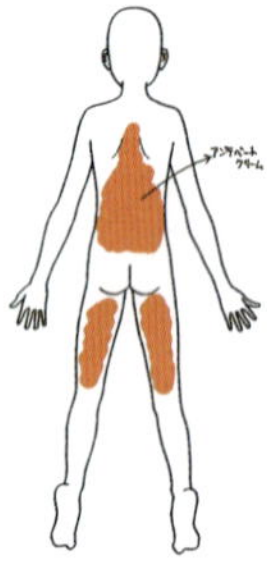	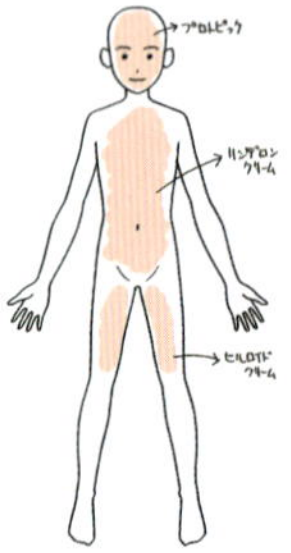 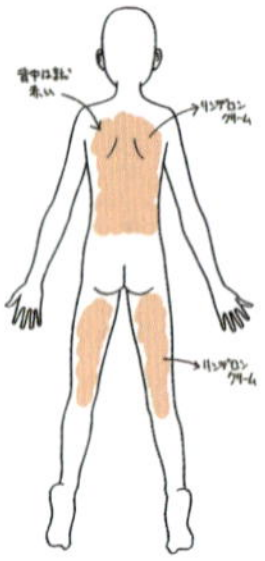
気がついたこと・その時の気持ちなど	長時間外にいたので汗をたくさんかいたせいか、顔とお腹のまわり、腿の内側が赤くなってきた。 顔は日焼けもあるのかもしれない。日焼け止めを塗っていたのにダメだったか。外にいるときは大丈夫だと思ったけどやっぱり汗には弱いんだな。	顔の赤みがどんどん広がり、かゆみも強くなってきた。 からだも赤いだけでなく、ジクジクしてきたのでとびひになったのかもしれない。 これだけ顔が赤くなると外に出たくなくなる。なんでちょっと外で遊んだだけでこんなになってしまうのかと悲しくなる。	診察を受けて抗生物資を飲んだら、皮疹も良くなりずいぶん楽になった。塗り薬も夏はクリームの方がしみ込みやすくて効くような気がする。 悪くなると落ち込むけど、先生に話せて、効く薬をもらうと安心する。もうちょっとがんばって塗って良くしよう！

かゆみ日誌はこちらから

http://www.allergy.gr.jp/assets/doc/kayumi-diary.pdf

08 Q&A

治療編（回答者：九州大学医学部皮膚科教授　古江増隆）

Q1 ステロイド外用薬を使って良くなっても、やめるとすぐに症状が悪くなるのはなぜでしょうか。

A1 ステロイド外用薬は皮膚の炎症を抑えるのに一番効果がある薬です。しかし炎症が強いと、皮膚の下まで炎症があり、赤みが減ったから、かゆみが減ったからということで塗るのをやめてしまうとすぐに炎症がぶり返してしまいます。良くなったと思ってもすぐに塗るのをやめるのではなく、受診して医師に判断を求めましょう。

Q2 ステロイド外用薬を塗っていると紫斑ができると聞きました。紫斑とはどのようなものなのでしょう。

A2 紫斑とは皮下出血のことです。ステロイド外用薬の副作用で皮膚萎縮が起こると軽くぶつけただけで皮下出血しやすくなります。皮下出血は1週間程度で色は消えていきますしステロイド外用薬からタクロリムス軟膏に変えるなどすることで皮膚萎縮は治りますので、あまり心配することはありません。

Q3

ステロイド外用薬を止めて体内に溜まった毒を出し切ったのに、ここでまたステロイドを使うとリバウンドに耐えた自分を否定することになると思い、標準治療に戻れません。

A3

ステロイド外用薬で体内に「毒」が溜まることはありません。外用薬で抑えられていた炎症が急激に悪化したことを「リバウンド」と認識しているのだと思います。悪化に耐えてがんばったことは素晴しいことですが、そのつらさを一日も早く取り除き、普通の生活をするためにも標準治療に戻ってきてください。

Q4

ステロイドを使用しても、タクロリムスを使用しても、一向に症状が良くなりません。私の症状を改善させるための手法はその他にないのでしょうか。

A4

ステロイド外用薬の種類を変える、薬の塗り方を見直す、悪化要因を排除する、免疫抑制剤の内服など良くなる方法はいろいろあると思います。主治医と相談して良くなる方法を見つけていってください。

Q5 ナローバンドや紫外線療法という光線療法とはどのようなものですか。

A5

光線療法とは医療用の紫外線治療器で紫外線を照射する治療法です。紫外線（Ultraviolet ray；ＵＶ）にはＵＶＡとＵＶＢがありどちらも有効ですし、保険適応です。また全身照射装置もあれば部分的に照射する装置もあります。紫外線は皮膚に集まっている炎症細胞の活性化を弱め、かゆみを低減させる効果があります。標準的な外用治療と併用して治療することが一般的です。ＵＶＢの中で、とくに有効な波長のみを利用した治療法がナローバンドＵＶＢ治療です。

日常生活編（回答者：日本アレルギー友の会）

Q1 皮膚に症状があることで、就職や結婚ができないのではないかと心配しています。

A1 アトピー性皮膚炎があると外見に劣等感をもってしまいがちですね。でも就職の際には皮膚を見ているのではなく、あなたがどのような人で、何がしたいのかという人間性を見ていきます。自分の長所をアピールしたりその仕事に就きたい意欲を示すことのほうが大切だと思います。結婚も同じで、アトピー性皮膚炎があっても明るく、思いやりのある人は好まれるのではないでしょうか。実際に就職や結婚をして幸せに暮らしている人はたくさんいます。アトピー性皮膚炎があるからと消極的になることなく、チャレンジしてみてはいかがでしょうか。

Q2 かゆくて眠れない場合はどうすれば良いでしょうか？

A2 かゆみ対策のところにあるような、冷やす、意識をそらすということをやってみます。寝ながら掻いていると掻くことに集中してしまうので、一度起きて本を読むなど意識をそらすことが大切です。眠気のある抗アレルギー薬もありますので、医師に相談してみましょう。

Q3 なぜ自分だけがアトピー性皮膚炎に苦しみ、痛くて、かゆい思いをしなければならないのかわかりません。こんな制限された人生に疲れました。

A3 一人で悩んでいるとこのような思いになりがちです。アトピー性皮膚炎で悩む人はあなただけではないですし、世の中つらい病気はたくさんあるという現実を知ると心が少し軽くなるのではないでしょうか。一人でじっとしていると、症状のことしか考えなくなってしまうので外に出て深呼吸してみたり、外界からの新鮮な刺激を受けるなどのリフレッシュをすることも良いでしょう。そしていろいろな人と出会い、さまざまな苦労を乗り越えて生きていることを知り、経験をすることで「自分だけが」という思いは薄れてくると思います。

最も重要と考えるのは、患者交流会などで同じ境遇、悩みを抱える人と関わることが何より有益であり、生きるヒントを得られると思います。

A4 Q4

アトピー性皮膚炎があるためにしたいことが何もできません。

アトピー性皮膚炎の治療をなぜするのか。あなたのようにしたいことがある人が自由に好きなことができるように支障のある皮膚を治療していくのです。症状が悪いと気持ちが落ち込むのは皆同じです。まずは治療をしっかりして皮膚の炎症をとるようにしてみてください。

アトピー性皮膚炎があっても好きなことをやり、幸せに生きている人はたくさんいます。何もできないと自分があきらめたら誰も何もしてくれません。いろいろ考えて不安になっていくより、まずは自分で一歩ずつ歩き出し、行動していきましょう。そうしていけば道は開けてくるはずです。

●関連リンク

認定NPO法人日本アレルギー友の会
http://www.allergy.gr.jp/

アトピー性皮膚炎　かゆみをやっつけよう！
http://www.kyudai-derm.org/kayumi/index.html

アトピー性皮膚炎の標準治療
（体の洗い方、軟膏の塗り方の動画が見られます）
http://www.kyudai-derm.org/atopy_care/index.html

アトピー性皮膚炎　よりよい治療のためのＥＢＭとデータ集
http://www.kyudai-derm.org/atopy_ebm/index.html

日本皮膚科学会アトピー性皮膚炎診療ガイドライン
http://www.kyudai-derm.org/part/atopy/pdf/atopy2009.pdf

プロフィール

古江増隆（ふるえますたか）

1980年：東京大学医学部卒。
1988年：東京大学皮膚科講師。
1992年：山梨医科大学皮膚科助教授。
1995年：東京大学皮膚科助教授。
1997年：九州大学皮膚科教授。現在に至る。

認定NPO法人日本アレルギー友の会

【設立等】
1969年2月：設立
2002年6月：NPO法人認可（東京都）
2012年6月：認定NPO法人認可（国税庁）
【スローガン】
アレルギーを越えて。あなたらしい生き方を。
【会員数】 1,200名

【活動内容】

○患者による療養相談
○月刊誌「あおぞら」の発行
○専門医による講演会の開催
○患者交流会の開催
○勉強会・座談会の開催
○ホームページ・Facebookの運営
○メールマガジンの配信
○講演活動・マスコミへの情報提供

【出版物】

○『患者だからわかるアトピー性皮膚炎』小学館刊
○『患者だからわかる成人・小児ぜんそく』小学館刊

【連絡先】

〒135-0002　東京都江東区住吉2-6-5　インテグレート村上3階
認定NPO法人日本アレルギー友の会
電話　03-3634-0865　（毎週火曜日・土曜日11時～16時）
FAX　03-3634-0850
E-mail　j-allergy@nifty.com　URL　http//www.allergy.gr.jp

医師《いし》と患者《かんじゃ》、ふたつの視点《してん》で考《かんが》える
アトピー性皮膚炎《せいひふえん》

2014年9月22日　初版発行

著　者　古江増隆《ふるえますたか》
認定NPO法人日本アレルギー友の会

発行者　磐﨑文彰
発行所　株式会社かざひの文庫
〒110-0002　東京都台東区上野桜木2-16-21
電話／FAX:03(6322)3231
e-mail:company@kazahinobunko.com
http://www.kazahinobunko.com

発売元　太陽出版
〒113-0033　東京都文京区本郷4-1-14
電話:03(3814)0471　FAX:03(3814)2366
e-mail:info@taiyoshuppan.net
http://www.taiyoshuppan.net

印刷·製本　シナノパブリッシングプレス

執筆協力　玉利真由美(理化学研究所)
中原剛士（九州大学医学部皮膚科)
竹内　聡(浜の町病院皮膚科)
協　力　中島順子
岸　純（メッドコア·アソシエイツ株式会社)
イラスト　高木雅代
装　丁　緒方　徹

ISBN978-4-88469-821-8